宝宝健身操
BAO BAO JIAN SHEN CAO

（德）芭芭拉·丛夫特-胡贝尔 ◎ 著
张丽欧 ◎ 译

中国妇女出版社

图书在版编目(CIP)数据

宝宝健身操/(德)胡贝尔著;张丽欧译.—北京:中国妇女出版社,2012.2
ISBN 978-7-5127-0344-5

Ⅰ.①宝… Ⅱ.①胡…②张… Ⅲ.①婴幼儿-健身运动 Ⅳ.①R174

中国版本图书馆 CIP 数据核字(2011)第 228352 号

Baby-gymnastik;So unterstützen Sie lhr kind
Copy right by Barbara Zukunft-Huber
© 1982 Georg Thieme Verlag,Stuttgart © 2009 TRIAS Verlag in MVS
著作权合同登记图字:01-2011-6648

宝宝健身操

作　　者:	〔德〕芭芭拉·丛夫特-胡贝尔　著　张丽欧　译
责任编辑:	宋　罡
文字编辑:	宋　文
责任印制:	王卫东
出　　版:	中国妇女出版社出版发行
地　　址:	北京东城区史家胡同甲24号　邮政编码:100010
电　　话:	(010)65133160(发行部)　65133161(邮购)
网　　址:	www.womenbooks.com.cn
经　　销:	各地新华书店
印　　刷:	三河市骏杰印刷厂
开　　本:	145×210　1/32
印　　张:	5.75
字　　数:	170千字
版　　次:	2012年2月第1版
印　　次:	2012年2月第1次
书　　号:	ISBN 978-7-5127-0344-5
定　　价:	29.80元

版权所有　侵权必究　　(如有印装错误,请与发行部联系)

◎ 作者简介

芭芭拉·丛夫特-胡贝尔博士曾经在奥地利因斯布鲁克医院、德国慕尼黑医院和柏林的专业诊所中接受过医疗体操护理培训，对婴幼儿运动疗法颇有研究。她熟练掌握了宝宝的早期运动理疗方法——波巴斯（Bobath）手法，沃伊塔（Vojta）手法等，能熟练运用布伦科方法技巧和电子方法技巧。除此之外，她对婴幼儿头部医疗和对蒙台梭利的教育思想也有着非常深的体会。从1977年开始，芭芭拉就在比伯拉赫独立从事理疗医师的工作。

1982年芭芭拉创设了一套全新的宝宝健身操，它是基于波巴斯手法发展而来的，这套健身操在《现代宝宝健身操》一书中有详细的介绍，该书由蒂姆出版社出版发行。接下来的几年里芭芭拉又写了几本新书，包括1990年由特利亚斯出版社出版发行的《让宝宝自由发展》和1997年基于实践经验而写成的《宝宝器械对宝宝运动发展的影响与在自然情况下宝宝运动发展的对比研究》（特利亚斯出版社）。在《小脚丫大学问》一书中，芭芭拉还介绍了自己创造的基于神经学基础发展而来的三维按摩手法，实践证明，利用这种手法能够很好地治疗宝宝足部的毛病。

台奥多尔·海尔布鲁格博士

◎ 关于这本书

自从1970年以来，根据我为病人做医疗体操的这段时期的经验，我得出这样一种体会，很多我治疗过的宝宝其实根本不需要做特殊的医疗体操练习，他们更加需要的是根据不同的成长阶段所设计的宝宝健身操。只要他们平时练习这些健身操，就完全能够健康地成长。

在设计宝宝健身操的时候，我就希望这些促进宝宝运动发育的方法能够广泛传播，而且不会和波巴斯与沃伊塔的手法完全重合，我必须得在他们的基础上有所发展才行。此外我还认识到，有的健身操可能会对宝宝的运动发育造成不良影响，这些都是我在为健康宝宝设计健身操时所遇到的困难。

我希望本书能够给所有的父母们一些启示：婴幼儿时期，是宝宝成长最关键、最重要的时刻，所有的语言行动等概念在婴儿初生期都是一片空白，此刻，适时地帮助宝宝运动，能充分挖掘宝宝内在的潜能，促进宝宝快速地成长，并为宝宝以后的成长打下良好的基础。

于是，这本书就在这样的情势下应运而生了。本书是在《现代宝宝健身操》的框架下继续发展而来的，并且受到了广大医生和父母们的肯定和积极评价。现在本书以全新的面貌重新展现在大家的面前。与之前的版本相比，本书做了些许改变，附加了很多新的图片，并且每章、每小节前都加了非常恰当的标题。新版本《宝宝健身操：帮助您的宝宝健康成长》也将收入蒂姆出版社出版的图书名单之列，并且得到了广大父母们的极高赞许。在书中，我给那些在身体发育方面可能比较缓慢的宝宝提出了一些可行性建议；而书中涉及的游戏和练习则能促进身体运动机能健全的宝宝更好地发育，同时还能给父母和宝宝带来更多的乐趣。

需要父母注意的是，如果宝宝有严重的脊柱弯曲、臀部发育不良、胳膊麻痹、中枢运动神经紊乱、肌肉张力减退、下身麻痹或者是关节僵硬等问题时，是不能通过练习书中的健身操得到改善的。这种情况下您必须用专业的治疗方法为宝宝进行医治。

但是，在经过专业的治疗后，书中的健身操仍然可以作为恢复宝宝运动神经系统的辅助练习使用。

本书不但能够给所有关心宝宝健康发育的人更多的启发，而且还能促进宝宝运动机能得到更好的发展，从而给宝宝的身体发育带来积极有利的影响。

现在这本书已经成为了德国的超级畅销书，印度尼西亚、俄罗斯、土耳其、西班牙、芬兰、日本都先后引进了此书的版权，并大力推荐给父母，深受读者喜爱。我希望此书能帮助越来越多的父母，祝愿天下的所有宝宝都能健康茁壮成长。

芭芭拉·丛夫特-胡贝尔

致谢词

对于本书的出版发行我表示深深的谢意。

首先，我要感谢的是那些带给我启示的母亲和宝宝，是他们给了我创作这本书的灵感，是他们诚恳地告诉了我哪些练习和游戏应该有所改进，从而使我的这套宝宝健身操变得更加完善。

其次我要感谢的是我的老师玛格丽特女士。在我跟随她实习的半年时间里，我了解了宝宝神经发展学领域的基础知识，随后在因斯布鲁克学习波巴斯的课程中，又对此有了更深的认识。我还要感谢沃伊塔教授，我跟随他学到了很多关于运动神经发展的基础知识。在我写作此书的过程中，这些知识带给了我很多的启示。并且他还就书中的部分内容给我提出了很多的建议。

对于本书的再版我要谢谢所有支持这本书的母亲和她们的宝宝，因为是他们耐心地进行了本书中的练习，从而为宝宝健身操的传播发挥了积极的作用。

芭芭拉·丛夫特–胡贝尔

◎ 前言

现如今,有越来越多的人认为宝宝健身操是一种对身体发育有缺陷的和不健康的宝宝有帮助的练习。可是芭芭拉博士却明确地说过:"宝宝健身操其实是为身体健康的宝宝所设计的练习方法;而身体发育有缺陷的和不健康的宝宝需要的应该是一种特殊设计的练习方式。"

《宝宝健身操:帮助你的宝宝健康成长》这本书是以图片配简单文字的形式,介绍了宝宝每个阶段的运动发育特点以及适合宝宝运动发育的健身操,倾注了对宝宝深深的爱意。

此套宝宝健身操简单易学,它不但能锻炼宝宝的肌肉,促进其自然运动能力的发展,进而帮助宝宝达到最佳健康发育标准,而且在母亲给宝宝做健身操的时候,能够让母子双方同时感受到对方,从而为母亲和宝宝都带来欢乐。

这本书希望告诉所有的母亲们:应当让宝宝在这个浮躁的社会中能够感受到自身初始状态的发展,从宝宝出生到能够直立行走的这段时间里,能给宝宝留一些印象。在人的一生中,也许再没有其他时候能像宝宝时期那样深切感受到自身肌肉以及运动机能的发展和变化了。而这套宝宝健身操正好能帮您做到这些。

此外,本书中还提到了一些常见的宝宝专用辅助器械。在日常生活中,我们可以看到一个母亲照顾宝宝是非常辛苦的,而这些器械正好可以帮助她减轻劳动量,让照顾宝宝这件事变得更加轻松。而且这些器械中有一部分甚至可以当做治疗器械来使用。

芭芭拉博士在介绍这些宝宝常用器械时,是从宝宝正常发育的角度来说的,因此这个话题也能得到大家的共鸣。

父母在抚养宝宝的过程中通过直接的观察,可能会发现很多宝宝在运动机能发展方面的问题,但是有时若等到父母发现这些问题时,宝宝的状况可能已经变得比较严重了。而这套宝宝健身操则能帮助父母发现宝宝可能存在的运动发育障碍,以便及时纠正。而这就是本书的另一个非常重要的优点。所以当发现宝宝存在身体发育方面的缺陷时,绝对不能迟疑,一定要直接找专业人士进行检查并咨询。

总之,这是一本获得巨大成功的宝宝健康指南。相信芭芭拉博士的这本书一定会成为所有母亲的好帮手,希望我们的父母能和芭芭拉博士一起为孩子的未来打下一个坚实的基础。

瓦卡勒夫·沃伊塔教授
慕尼黑儿童中心理疗按摩部主任

◎ 引言

  在过去的几年里，宝宝健身操一直被认为是一种专门为身体有缺陷的宝宝设计的练习，对于治愈宝宝的身体缺陷有着重要的作用。可以说，宝宝健身操对有些宝宝确实有帮助，但是如果宝宝有严重的麻痹情况的话，那宝宝健身操就不能够起到治愈的作用了。这套宝宝健身操对于及时诊断宝宝的运动机能障碍和预防早期的运动机能障碍是非常有帮助的，而这也是当今宝宝运动机能恢复研究的重点所在。

  现在针对身体发育有缺陷的宝宝而设计的健身操已经有很多了，可是专门针对身体健康的宝宝所设计的健身操的种类还是非常有限的，目前存在的健身操还是50年前由诺依曼·诺伊路德在柏林所设计的呢！可是这套在德国境内享有很高知名度的宝宝健身操既不是根据治疗宝宝运动机能障碍的案例设计的，也不是根据运动神经学的原理设计的，而仅仅是他根据自己在柏林工作时期所得到的经验设计的。

  诺依曼注意到，那些有规律性地进行身体练习的宝宝们，其身体发育和运动姿势与普通宝宝相比都有了明显的变化。这一点给了诺依曼很大的启示，让他想到可以通过对宝宝进行用运动治疗的方法来纠正早期的错误姿势或轻微的身体发育缺陷。

  诺依曼想通过宝宝健身操来刺激宝宝身体上某些部位的反

应，并且在健身操中采用了很多不常用的姿势，宝宝可以通过这些姿势来积极地运动自身的肌肉。

而我面前的这本《宝宝健身操：帮助您的宝宝健康成长》，是我的女儿芭芭拉专门为身体健康的宝宝所设计的一套全新的宝宝健身操。这套健身操中不仅包含了芭芭拉常年为身体发育有缺陷的宝宝进行治疗时所积累的经验，更重要的是它是基于对1岁以内宝宝身体发育方面知识的深刻了解而设计出来的。

本书中所介绍的健身操能够很好地促进宝宝的支撑器官和运动器官的发育。此外，在做这些练习的同时，可以促进宝宝和父母之间的互动，对宝宝早期的发育也是非常有利的。

总之，这套现代宝宝健身操不但能够促进宝宝更好地发育和成长，还能加深父母和宝宝之间的亲情关系，而这正是所有儿科医生们共同的期望。

台奥多尔·海尔布鲁格博士

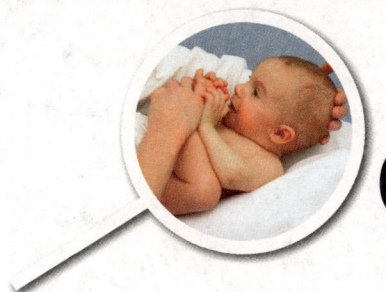

C目录
ontents

- ◎ 作者简介 — 01
- ◎ 关于这本书 — 02
- ◎ 前言 — 05
- ◎ 引言 — 07

照顾宝宝时
要根据不同的年龄阶段调整基本的动作 — 001

- ◎ 抱宝宝 — 003
  - 搂抱宝宝 — 004
  - 托住宝宝的腹部 — 005
  - 宝宝俯卧在父母的腿部 — 006
  - 单侧手臂抱宝宝 — 007
  - 把宝宝抱在胸前 — 009
  - 把宝宝抱在肚子前 — 011

宝宝健身操

  托住宝宝的臀部   **012**

  托住宝宝的背部   **014**

◎ **喂奶**   **016**

  用哪边手臂抱宝宝   **016**

  可能出现的姿势问题   **016**

  把宝宝放在父母膝部喂奶   **017**

◎ **给宝宝换尿布**   **019**

  合适的尿布可以促进宝宝臀部的发育   **019**

◎ **身体姿势**   **023**

  睡觉姿势   **023**

  仰卧姿势   **025**

  俯卧姿势   **025**

  侧卧姿势   **026**

◎ **坐**   **028**

  宝宝什么时候才该坐下   **028**

  练习腹部和背部肌肉   **029**

  什么时候教宝宝自己坐下   **031**

  当宝宝自己会坐的时候,已经经历了很多发展阶段   **032**

宝宝正常运动发育过程中的里程碑　　033

◎ **俯卧姿势**　　**034**
　　观察3~4个月大的宝宝的肚子　　**034**
　　观察6~7个月大的宝宝的肚子　　**035**
　　观察9~10个月大的宝宝的肚子　　**036**
　　观察12~16个月大的宝宝的肚子　　**037**

◎ **仰卧姿势**　　**039**
　　观察3~4个月大的宝宝的背部　　**039**
　　观察6~7个月大的宝宝的背部　　**039**

关于婴儿器械您都知道些什么　　041

◎ **吊床**　　**042**
　　吊床有利于宝宝的发育吗　　**042**
　　结论　　**043**

◎ **辅助抱宝宝的工具**　　**043**
　　抱婴腰带带来的全是好处吗　　**043**
　　什么时候才应该使用抱婴腰带　　**046**

宝宝健身操

- ◎ **摇篮和婴儿汽车座椅**   **047**
  - 摇篮和婴儿汽车座椅仅仅是方便和舒适吗   **047**▲
  - 反面观点   **047**▲
  - 怎样观察宝宝的身体是否正直   **048**▲
  - 结论   **049**▲
- ◎ **提篮式学步带**   **050**
  - 提篮式学步带带来的仅仅是快乐和优点吗   **050**▲
  - 宝宝在提篮式学步带中受到了什么影响   **050**▲
- ◎ **学步车**   **052**
  - 通过学步车宝宝能更好地学习走路吗   **052**▲
  - 减缓掌握平衡能力的速度   **053**▲
  - 限制随处自由走动的缺点   **054**▲
  - 结论   **055**▲
- ◎ **婴儿抱袋**   **055**
- ◎ **婴儿背袋**   **056**
- ◎ **安全围栏**   **057**
- ◎ **婴儿车**   **058**

宝宝健身操　　　061

- **在练习宝宝健身操之前的注意事项**　　061
- **如何判断3～4个月的宝宝的俯卧姿势是否良好**　　064
- **俯卧姿势中标准的腿部运动姿势**　　068
  - 臀部的运动　　068
  - 足部的运动　　070
  - 克里斯盆骨标志　　070
  - 俯卧姿势中腿部运动的开始姿势　　072
- **3个月大的宝宝的俯卧姿势健身操**　　073
  - 练习：头转向两边　　073
  - 手脸游戏　　075
  - 上身直立和抬起头部的练习　　077
  - 打开双手的练习可以作为帮助宝宝抬起头部的练习　　079
  - 针对蜷起的拇指的一种特殊练习方法　　080
  - 直立练习　　081
  - 有针对性的足部按摩　　082
  - 宝宝俯卧在父母大腿上的健身操　　084
- **宝宝躺在父母大腿上的健身操**　　090
  - 手和手之间的互动　　090
  - 宝宝双手和母亲的脸之间的互动　　091

宝宝健身操

宝宝单手和自己的脸之间的互动	093▲
宝宝双手和自己的脸之间的互动	093▲
宝宝双脚的练习	094▲

◎ 如何判断3～4个月的宝宝的仰卧姿势是否良好 　095

◎ 3个月大的宝宝仰卧时做的健身操——手臂和手的运动 　100

双手之间的互动	100▲
手和脸之间的互动	102▲
双手和脸之间的互动	103▲

◎ 促进双腿发育的健身操 　104

脚和嘴间的互动	104▲
手、脚、嘴间的互动	105▲
对角线方向的手、嘴、脚间的互动	107▲
头部轻微抬起时眼睛、手、脚间的互动	108▲
仰卧时特别的双脚游戏	109▲

◎ 如何判断6～7个月的宝宝的俯卧姿势是否良好 　110

◎ 6～7个月大的宝宝正常俯卧时的健身操 　112

弯曲双肘双手分开练习	112▲
用伸直的双臂和臀部支撑身体	113▲
抓住宝宝的肘部和小臂来锻炼宝宝的支撑能力	114▲
肘部、大拇指压力练习	115▲

向前方向的手推车式练习　　　　　　　　115

　　　给宝宝背部施加压力　　　　　　　　　　116

　　　用手臂负担宝宝身体的重量　　　　　　　117

　　　伸直手肘练习手指张开　　　　　　　　　118

◎ **如何确定宝宝在6～7个月时的仰卧姿势是否正常**　　120

◎ **6～7个月大的宝宝正常俯卧时的健身操**　　122

　　　身体弯曲练习　　　　　　　　　　　　　122

　　　由背部向腹部翻转练习　　　　　　　　　124

　　　侧躺练习　　　　　　　　　　　　　　　125

◎ **在母亲大腿上的游戏**　　127

　　　手、脚、嘴之间的互动　　　　　　　　　127

　　　手、脚掌、脸颊的游戏　　　　　　　　　128

　　　在母亲大腿上的身体弯曲练习　　　　　　129

　　　躺在母亲大腿上时特殊的足部练习　　　　132

　　　在母亲大腿上的脖子伸展练习　　　　　　133

◎ **如何判断9～10个月大的宝宝的俯卧姿势是否正常**　　135

◎ **9～10个月大的宝宝正常俯卧时的健身操**　　138

　　　秋千式爬行姿势锻炼　　　　　　　　　　138

　　　侧边坐　　　　　　　　　　　　　　　　140

　　　手推车游戏　　　　　　　　　　　　　　141

　　　飞行游戏　　　　　　　　　　　　　　　142

宝宝健身操

◎ 如何判断12～16个月大的宝宝
　从蹲姿到站姿是否发育良好　　　　　　**144**

　蹲立是宝宝学习站立的准备　　　　　　**144**

　站立　　　　　　　　　　　　　　　　**145**

　手脚并用支撑身体　　　　　　　　　　**145**

　宝宝终于可以自己站起来了　　　　　　**146**

　贴着物体自己站起来　　　　　　　　　**147**

　站立时足部的平衡练习　　　　　　　　**148**

◎ 12～16个月时从蹲立到站立阶段的健身操　**150**

　在脚不负重的情况下的推车式练习——为站做准备　**150**

　蹲立　　　　　　　　　　　　　　　　**151**

　蹲立时单侧脚的平衡练习　　　　　　　**152**

　蹲立时双脚的平衡练习　　　　　　　　**154**

　坐着时特殊的脚部练习　　　　　　　　**155**

◎ 平衡能力练习　　　　　　　　　　　　**157**

　蹲立时单侧脚的平衡练习　　　　　　　**157**

　半蹲时单侧脚的平衡练习　　　　　　　**159**

　站立时单侧脚保持平衡的练习　　　　　**160**

　两脚的平衡练习　　　　　　　　　　　**162**

　从臀部帮助宝宝做平衡练习　　　　　　**163**

　脊柱活动练习　　　　　　　　　　　　**165**

　为翻跟斗做准备的练习　　　　　　　　**165**

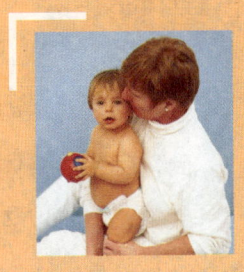

照顾宝宝时
要根据不同的年龄阶段调整基本的动作

- 抱宝宝的基本姿势
- 喂宝宝吃奶的基本姿势
- 摇晃宝宝的基本姿势
- 放下宝宝的基本姿势
- 坐的基本前提条件

在宝宝出生后的12个月内，一直到宝宝会走为止，每天对他的日常照顾，都是随着他身体状态的改变而改变的，比如说抱的姿势、喂宝宝吃奶的姿势、摇晃宝宝的姿势、放下宝宝的姿势等。

最主要的是，在宝宝1岁之内，父母应当时刻关注宝宝在不同阶段以及不同发展时期的基本需求。因为在这个时期，您的做法对宝宝将来的发展可能会产生不可估量的作用和影

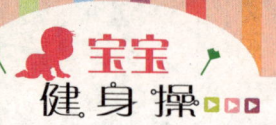

响,尤其对运动领域的作用和影响甚大。此外,父母还应了解到,宝宝的身体发展和精神发展之间存在着非常紧密的影响和联系,您可以通过对宝宝的身体进行刺激,从而影响到宝宝精神的发展。

因此下面的几个例子对于您的宝宝来说,不光只是简单的"体操运动",对宝宝未来的发展更能起到关键性的作用。

抱宝宝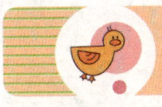

移动宝宝最自然的方式就是抱宝宝。问题是，怎样抱他，他才是最舒服的呢？当我们对宝宝的行动发展进行仔细观察时，这个问题也就有了答案。此外，家长还可以观察到，抱宝宝的姿势不同，对宝宝身体姿态发育的影响也不同。

基于我为病人做医疗体操的护理经验，就如何正确抱宝宝这个问题我可以向家长们提出如下建议：

搂抱宝宝	出生~3个月
托住宝宝的腹部	出生~7个月
宝宝俯卧在腿部	出生~7个月
单侧胳膊抱宝宝	3~6个月
把宝宝抱在身体前	6个月以后
把宝宝抱在肚子前	7个月以后
托住宝宝的臀部	10个月以后
托住宝宝的背部	10个月以后

宝宝健身操

搂抱宝宝

搂抱宝宝对于3个月以内的宝宝来说,是比较理想的抱的方式(如图1)。

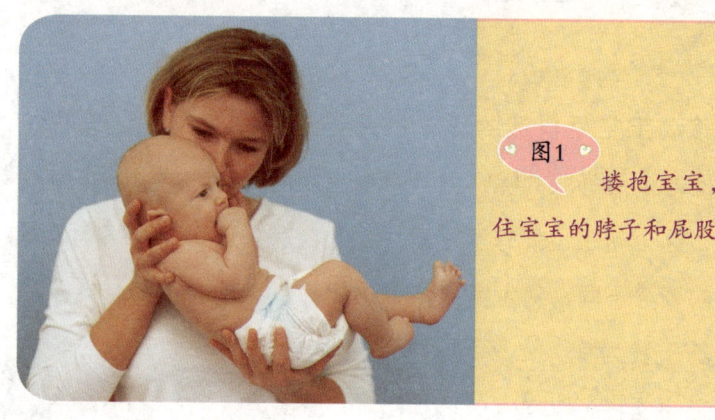

图1 搂抱宝宝,托住宝宝的脖子和屁股。

● 您可以这样做:

让宝宝的高度和您的双手齐平。首先您用一只手托住宝宝的脖子和后脑勺。这时由于宝宝的脖子得到了延展,他就会学着把头向前倾,并且和身体的中线保持一致。然后如果您用另一只手托着宝宝的屁股,宝宝的躯干会因此呈现出微微弯曲的状态。这时他的手脚可以自由活动,自由玩耍。请您尝试分别从左右两个方向抱宝宝,以免宝宝的发展不平衡。

用这个方法抱宝宝,您可以把宝宝抱得离自己的脸很近,可以和宝宝亲密互动。当您在宝宝耳边轻声耳语的时候,您就能发现,他们是怎样停下来静静"偷听"的。

3个月之后,随着宝宝体重的增加,这样抱宝宝就会十分困难，所以这个时候要把宝宝抱在自己整个臂弯里，最好是在一侧的臂弯里。

 托住宝宝的腹部

托住宝宝腹部这种抱宝宝的方法从他出生起到7个月大左右的时候都是可以运用的（如图2）。

之前有不少宝宝因为被压到腹部而猝死，所以引起父母们对这种姿势的恐惧，他们不敢以托宝宝腹部这种方式抱他们。其实持有这种观点是完全没有必要的，因为只有当宝宝睡觉的时候压到腹部才有可能引发危险。此外，当用这种姿势抱宝宝的时候，父母还可以观察到宝宝的头可以用他自己的力量很好地抬起来。

由此可见，通过这种姿势，宝宝可以更容易地抬起头。而且这种姿势也加强了宝宝背部肌肉的发育，并且前段的手臂也可以自由运动。

宝宝的胳膊通过肘部和上臂的作用被带向前方，而腹部和前臂则支撑着他身体的重量，这时宝宝的腿部可以自由地活动。

一定要注意的是，宝宝的肘部要处于肩部的前方，双手向前。托住腹部这个姿势可以让宝宝俯卧在地板上时变得轻松，而且这个姿势也可以加强宝宝背部肌肉的锻炼。

宝宝健身操

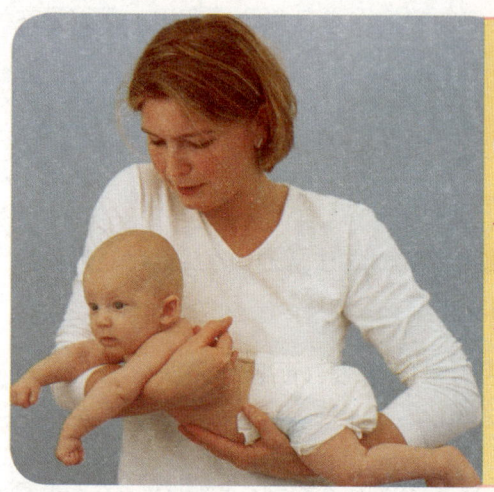

图2 托住宝宝的腹部可以减轻宝宝俯卧的困难，而且也能锻炼他背部的肌肉。

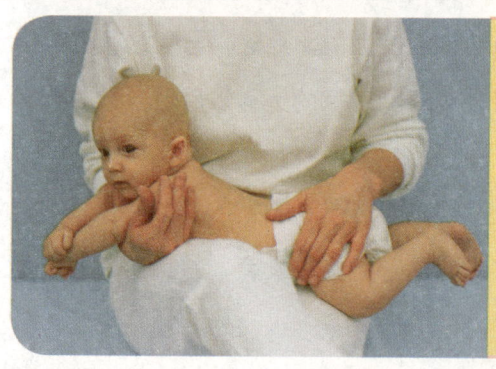

图3 可以用腿部来托住宝宝的腹部。

 宝宝俯卧在父母的腿部

　　父母其实也可以把宝宝放在自己的双腿上来托住他的腹部。这样可以帮助宝宝掌握这个姿势，而且也能给他带来更多的乐趣。让宝宝用肘部和上臂支撑身子，前臂向前伸展，而宝宝的腹部和臀部都要放在母亲的大腿上（如图3）。这时要注意的是，宝宝的胳膊一定要高于臀部。家长可以根据自己腿部的高度来调节宝宝的位置。另外，家长还可以交叠双腿而坐。

 单侧手臂抱宝宝

这种用单侧手臂抱宝宝的姿势特别适合3～6个月大的宝宝（如图4）。

用单侧手臂抱宝宝对新生儿来说也是同样适用的。母亲要把宝宝抱在怀中，使他的面部朝前，头部可以倚靠大人的胳膊和肩膀直立起来。这样的姿势能够方便父母观察宝宝，并且令父母的颈部也得到伸展。

宝宝的上臂由于依靠在母亲身上并向前伸展。父母则可以用手抓住宝宝的双脚。

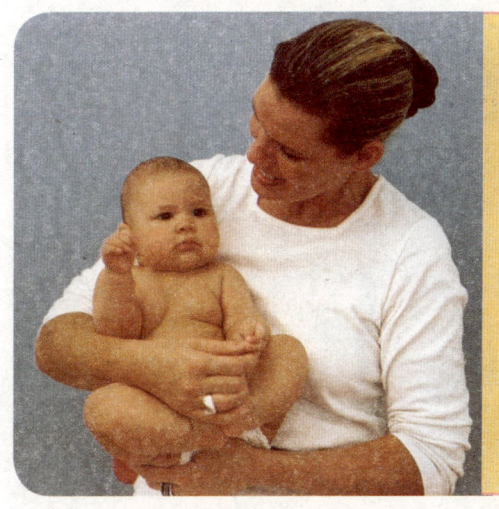

图4 用单侧手臂抱宝宝。用这种姿势抱宝宝时，宝宝的头部和手臂都是朝向前方的，宝宝的双腿弯曲，从而起到支撑作用。

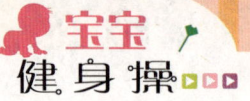

在这样的怀抱中,宝宝能够感觉到自己是窝在父母的臂弯里的。这样的姿势可以方便父母观察宝宝的手脚,也方便父母和宝宝一起玩耍。当然也不要忘了,要用左手和右手交替着抱宝宝,以免他只能适应一边而导致发展不平衡。

给父母的小建议

单侧抱宝宝的姿势可以满足宝宝想要依偎在父母怀抱里的需求,并且能促进宝宝臀部的灵活性和他头部及手臂的发育。

当你把宝宝抱在自己的双膝上时,也可以采取这种姿势(如图5)。

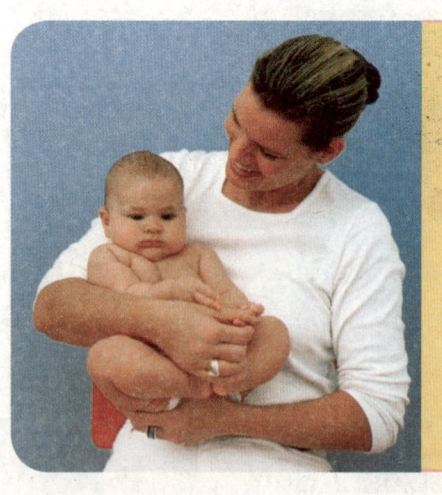

图5 单侧抱宝宝放在腿上。

把宝宝抱在胸前

把宝宝抱在胸前的姿势适合6个月以后的宝宝。

6~7个月大的宝宝在仰卧时能感受到自己脚的变化。宝宝的脚经常暴露在外面,他们很喜欢玩自己的脚丫,有的时候还会把脚丫拿到嘴边。父母在抱宝宝的时候也能让他和自己的脚丫亲密接触。

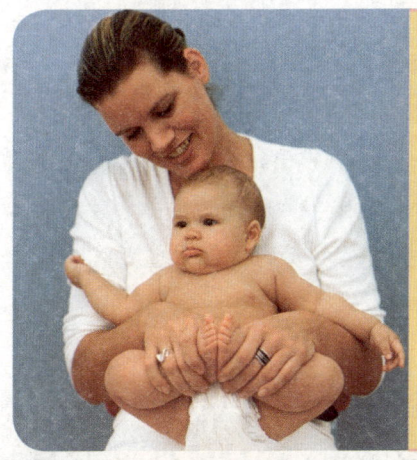

图6　把宝宝抱在胸前。运用这种方法抱宝宝时,要保持宝宝的身体是竖直的,从6个月开始宝宝就要开始锻炼自己的背部了。父母用这种姿势抱住宝宝时,他的背部通过父母的身体得到支撑。

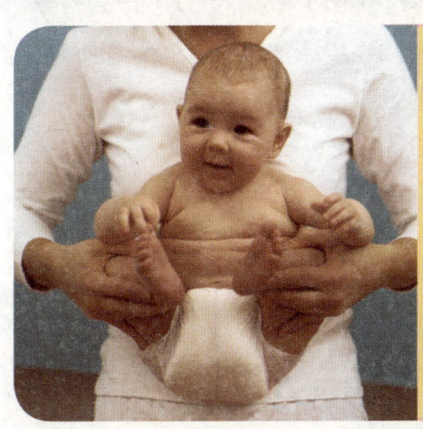

图7　将宝宝腿部弯曲张开抱在胸前。

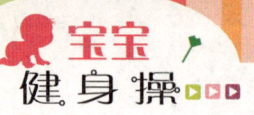

宝宝健身操

● 您可以这样做：

您可以把宝宝抱在胸前，让宝宝的背部依靠在您的胸部。宝宝的躯干受到支撑，他的头部和手臂就都可以自由活动了，重心落在您的身体上。令宝宝的膝盖弯曲，把其大腿拉向母亲身体的方向，这样他的双脚可以碰到一起。然后把您的大拇指放在宝宝膝盖的上方，食指、中指和无名指放在膝盖的外下方，再把宝宝的双腿蜷起来，这样他的双脚脚心可以相对，大腿则靠您的手指进行支撑。

给父母的小建议

这种姿势可以锻炼6个月的宝宝的腿部，宝宝可以看到自己的脚丫，并且可以摆弄自己的双脚，躯干也可以随意地变换姿势。

有的宝宝非常喜欢把双腿蜷起。您就可以用同样的方式把宝宝向上抱起，把他的双腿尽量向两侧分开，让其双脚无法碰触到一起，然后可以用食指和中指来加强对其脚背和脚外侧的压力。这时宝宝的双脚可以自由进行旋转。

给父母的小建议

通过这种抱宝宝的姿势，可以锻炼宝宝的腿部力量，并且还能通过腿部不同程度的弯曲锻炼臀部的灵活度（如第9页图6和图7）。

把宝宝抱在肚子前

对于7个月以后的宝宝来说,把他抱在肚子前是一种非常好的练习方法。从7个月开始有的宝宝就开始学习爬行了。宝宝爬行的时候大多用的是腹部肌肉。就像壁虎爬行一样,宝宝爬行时一部分身体延展的时候,另一部分身体刚好处于弯曲状态。延展的肢体部分总是呈现由后向前的状态,而弯曲的部分则是膝盖和胳膊的肘部。总之,宝宝在爬行的时候,身体肌肉就是处于伸展和弯曲交替的状态。

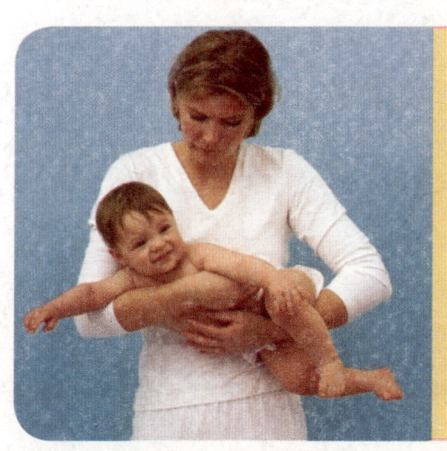

图8 把宝宝抱在肚子前。图片中的姿势模仿的就是7个月大宝宝爬行时的样子。宝宝身体的一半弯曲,另一半伸展。

给父母的小建议

当您把宝宝抱在自己肚子前时,可以帮助他模仿爬行的姿势。

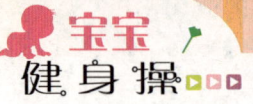

宝宝健身操

● 您可以这样做：

像图8中所展示的一样，宝宝的前臂通过您的肘部向前上方伸展，您用另一只手臂托住宝宝身体的下方，他可以借助于您手臂的力量向一侧弯曲。同时利用抱住宝宝的手臂把他的另一侧手臂也向上方托起。

宝宝的肚子和全身的重量都在您的一侧手臂上。宝宝放在上面的膝盖则借助于您手臂的力量向外侧翻转，另一条腿自然伸直，头部呈放松状态。这种抱宝宝的方式使得他的上半身呈弯曲状态。您应该注意要左右两边交替抱宝宝。

给父母的小建议

从宝宝7个月开始父母就可以采用这种方式抱他了，这样有利于刺激宝宝身体运动机能的进一步发展。

托住宝宝的臀部

根据宝宝的发育状况来说，这种方法比较适合10个月以后的宝宝（如图9）。

当宝宝大约10个月可以自己坐下的时候（详细内容可以参见本书第28页"坐"的相关内容），您就可以采用这种方式抱宝宝了。用任意一侧的手臂托住宝宝的臀部，当然也要用自己的肩膀、身体和手臂给宝宝以必要的支撑。

● 您可以这样做：

宝宝的身体被转向前方，这样他一侧的手臂就能贴着您的身体，另一侧手臂则可以在前方自由地移动。您的手臂要支撑住宝宝的背部，手臂可以托住宝宝的一侧腿，让这侧腿能够自然弯曲，自然地跨过您的腰部，甚至夹住您的背部。宝宝的两条腿被您的身体分开。

用这种姿势抱宝宝，您也能腾出一侧手臂。但是需注意要用两侧手臂交替着抱宝宝，以让宝宝两侧的臀部都能得到锻炼。

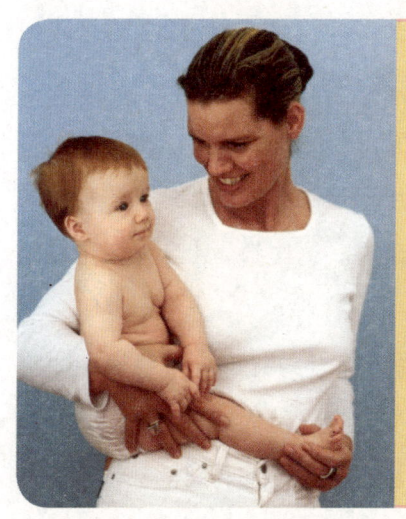

图9 托住宝宝的臀部这种方法对10个月大宝宝的脊柱发育是非常有帮助的。

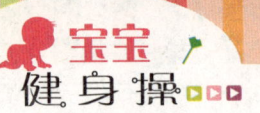

给父母的小建议

就算您的宝宝可以自己坐了，这种方式对于宝宝的背部发育来说也是一种很好的练习。因为通过这种方式可以使宝宝的脊柱得到刺激，从而也更加刺激了宝宝运动机能的发展。

托住宝宝的背部

用托住宝宝背部的方法抱宝宝时，他背部和您的身体相靠。对于10个月大以后的宝宝来说，这种方式是帮助他练习走路的好方法，可以加强宝宝背部和腿部的力量。采用这种方式时，宝宝的重量没有直接作用于足部。除此之外，这种方式也能让宝宝的躯干得到很好的延展。这些都为宝宝学习走路做了良好的准备。

把宝宝向上举起，让他的背部靠向父母。用手臂环住宝宝的大腿，把他的腿向两侧伸展，这样他的双脚也是向外侧伸展的。宝宝的头部和背部呈放松状态，臀部和腿部都得到了您身体的支撑（如图10）。

这样，宝宝的脊柱、臀部和腿部都得到了伸展。脊柱的伸展可以通过宝宝背部的脊椎看出来，这条脊椎从宝宝的脖子开始一直到宝宝的腰部。

"把宝宝抱在肚子前""托住宝宝的臀部"和"托住宝宝的背部"这三种不同抱宝宝的方式分别是在模仿宝宝爬行、坐立和走路的姿势。这三种姿势让宝宝在身体不负重的情况下练习了不同时期身体能够完成的动作。

宝宝差不多在1周岁的时候，就已经学会了爬行、站立和坐。但是有的宝宝是先学会爬然后再学会坐，而有的宝宝则是先学会坐然后再学会爬。这三种动作是在四周之内发生的，但是顺序却不尽相同。

这三种抱宝宝的方式如果交替进行，在很大程度上能帮助宝宝练习爬行、坐和站立这三种动作。

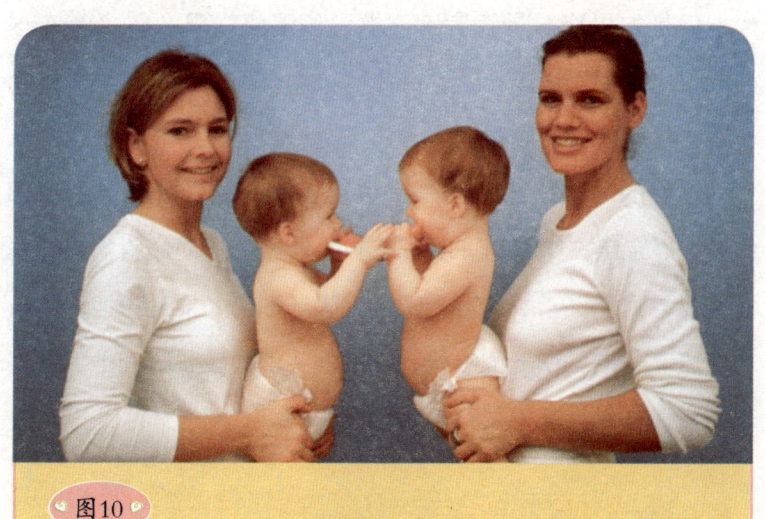

图10 对于10个月以后的宝宝来说，托住背部这种抱法是一种帮助宝宝学习走路的练习方式。

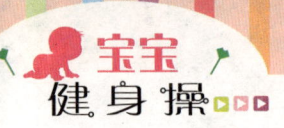

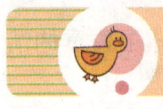

喂奶

 用哪边手臂抱宝宝

当用奶瓶给宝宝喂奶时,父母往往习惯于用手臂抱着喂。到底是用左手抱还是用右手抱,这个问题取决于父母习惯用哪只手拿奶瓶。一般来说宝宝是在父母的臂弯里喝奶的,当宝宝躺在右侧时,父母就用左手喂奶;宝宝躺在左侧,父母就用右手喂奶。

但是如果您总是让宝宝习惯一侧喝奶,那么就会存在这种风险:宝宝只适应一边,身体的一侧得到了运动,而另一侧的运动机能就会受到限制。

喂奶的时候,还涉及一个很重要的问题,就是宝宝头部的姿势。宝宝在喝奶时,头部应当是向您的方向倾斜的,这样他可以看到你。一般情况下喂宝宝喝一顿奶,要递给他四到五次奶瓶。如果总在一侧喂奶,宝宝的头就会较长时间地偏向同一侧,那样对宝宝的发育是十分不利的。

 可能出现的姿势问题

只在一侧喂奶还会涉及宝宝上身的发育问题。在喂奶的时候,如果抓住宝宝左边的手臂,那么他的身体就会向右侧弯曲和倾斜。也就是说宝宝靠近母亲身体的一侧会弯曲，而远离母亲的一侧则会呈现延展的状态。

倘若长时间这样喂奶，是否会对宝宝的身体或者脊柱的发育造成不良影响，我们还不是非常清楚。

但是对于正在发育的宝宝来说，这样的喂奶姿势对宝宝的发育造成不良影响的概率会非常大。

 把宝宝放在父母膝部喂奶

根据波巴斯疗法在婴儿中的运用，可以发现一种很特别的治疗方法。在这里我们也极力推荐这样一种喂宝宝喝奶的姿势（如图11）。

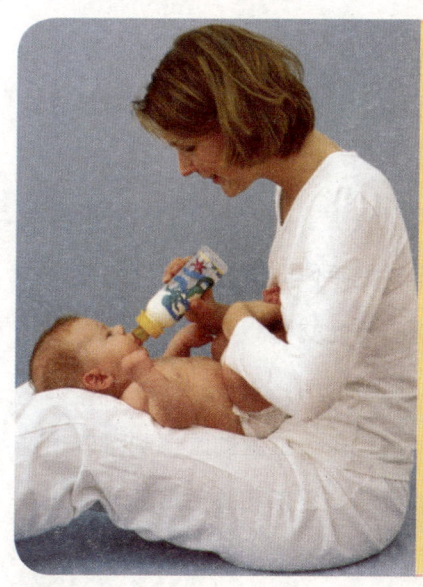

图11 把宝宝放在妈妈膝部喂奶时宝宝的姿势。

宝宝健身操

这种把宝宝放在膝盖上喂奶的姿势，对于健康的宝宝来说是有很多好处的。首先可以用这种姿势给宝宝用奶瓶喂奶，迟些时候还可以采用这种姿势给宝宝用勺子喂饭。这种姿势可以预防宝宝左右两边发育不均衡，而且对于父母来说也是一种舒服的方式，方便父母抱宝宝。

◉ 把宝宝这样放在您的腿上：让宝宝的背部贴着自己的大腿，臀部抵着自己的肚子，腿部弯曲。宝宝的臀部和双脚应该尽可能在同一水平线上。如果父母坐在地板上的话，做到这一点非常容易。如果坐在有扶手的高座椅里采用这种方式喂宝宝也是比较便捷的。总之您需要一个小脚蹬，这样您自己才能坐得更加舒服。

如果宝宝身体的长度超过了您大腿的长度，那么建议您在大腿的上面垫一个靠垫，以防止宝宝的头超过膝盖向后方仰过去。

宝宝的头刚好在身体的中线上，肢体受到您大腿的支撑。这种姿势对宝宝来说更容易把手伸向前方，抓住奶瓶。在宝宝吃饭的时候，您和他也能有目光交流。

如果您帮助宝宝同时用脚夹住奶瓶的话，那对他来说也是针对脚部的一个练习了（如图12）。宝宝的腿部则可以根据年龄的增长而采取令他舒服的姿势；臀部和膝关节要弯曲，大腿蜷起。

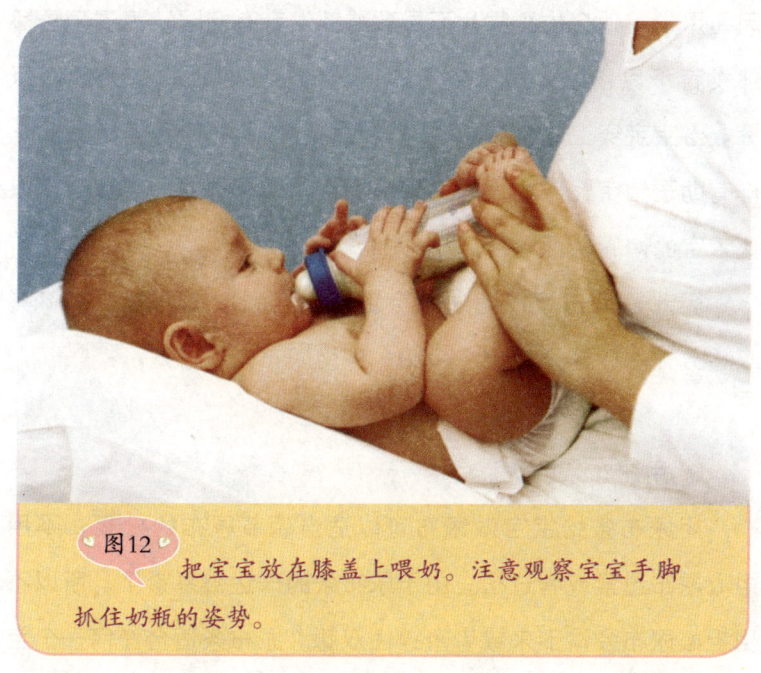

图12 把宝宝放在膝盖上喂奶。注意观察宝宝手脚抓住奶瓶的姿势。

 给宝宝换尿布

 合适的尿布可以促进宝宝臀部的发育

给宝宝换尿布不仅仅只是干净的一种体现。如果父母在换尿布的时候用了恰当的方法的话,那么宝宝也能得到很多乐趣。

在过去的几年里,医生越来越多地观察到,有很多宝宝

宝宝健身操

因为用了不适合的纸尿片而导致臀部发育有问题。为了预防臀部发育不良,医生通常会建议让他们穿一种类似裤子的纸尿裤。当宝宝穿上这种纸尿裤时,两腿会向两侧蜷曲着分开。这样有助于宝宝臀部和大腿关节的发育,最重要的一点就是可以让宝宝的两腿向两侧分开。

因此,父母可以通过给宝宝换适合的尿布的方法来将其双腿分开。在这里我们将介绍一种用尿布条的方法。

● 用尿布条的优点:

用尿布条给宝宝做尿布可以适当调节尿布的松紧,不用担心尿布过紧或者过松。由于尿布条的一边被系紧了,所以不用担心尿布会滑下来或者牵绊住双腿。尿布条适合任何一个宝宝,感觉就像为他们量身定做的一样,并且不会令他们有不适的感觉。尿布条还有一个优点就是可以随意更换里面的纸芯(尿片)。

对于比较乖的宝宝来说,垫一到两片尿片就差不多了,但是对于调皮、喜欢动的宝宝来说可能要用两到三片才行。尿布条的宽度和长度可以根据宝宝的身体情况进行调整。

● 尿布条的具体做法:

在尿布条中间固定好纸芯,平铺放好(如图13)。

把宝宝放在尿片的中间位置,将两腿分开,把一半尿片折起来放在宝宝的肚子上（如图14）。

首先先系好一侧的尿布条，要仔细系好。然后再系好另一侧的尿布条（如图15）。一定要系紧两边的带子，以防尿布条掉下来（如图16）。

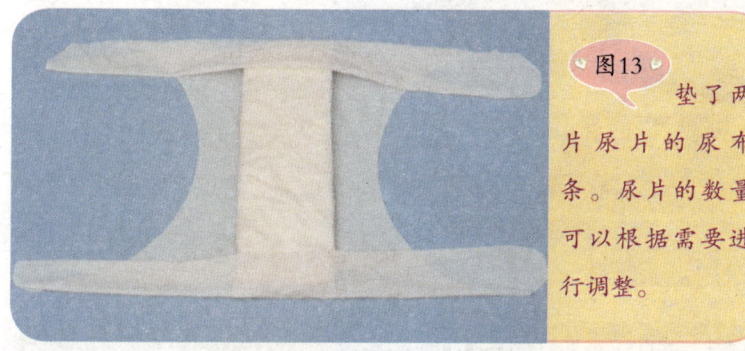

图13
垫了两片尿片的尿布条。尿片的数量可以根据需要进行调整。

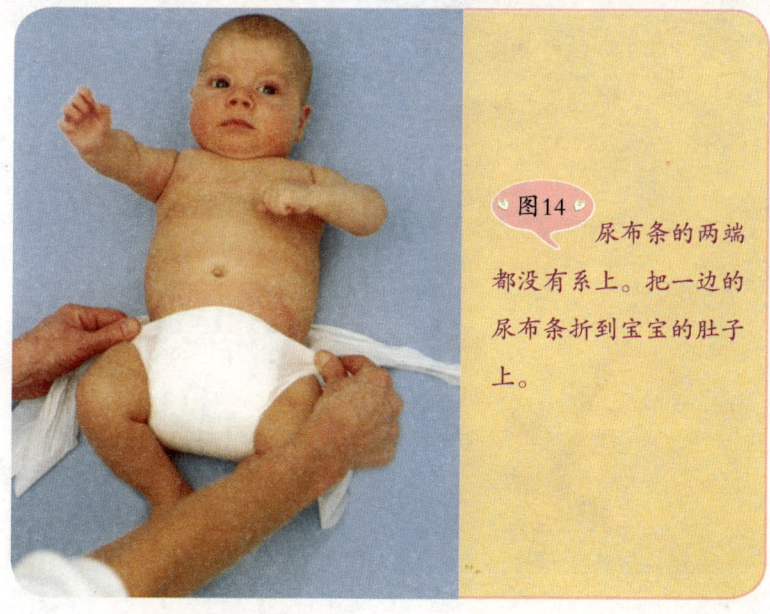

图14
尿布条的两端都没有系上。把一边的尿布条折到宝宝的肚子上。

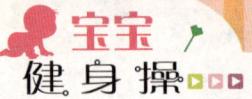

宝宝健身操

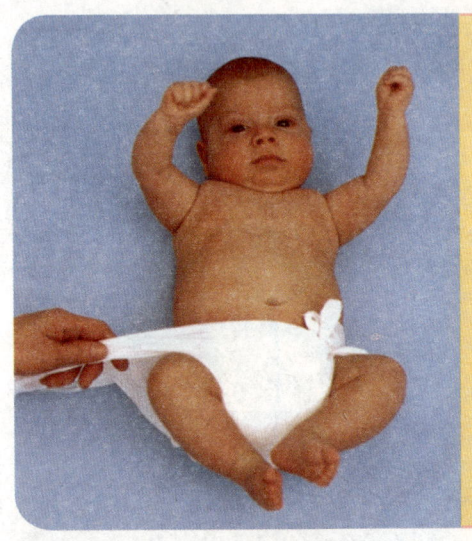

图15 把左右两端的尿布条系紧。

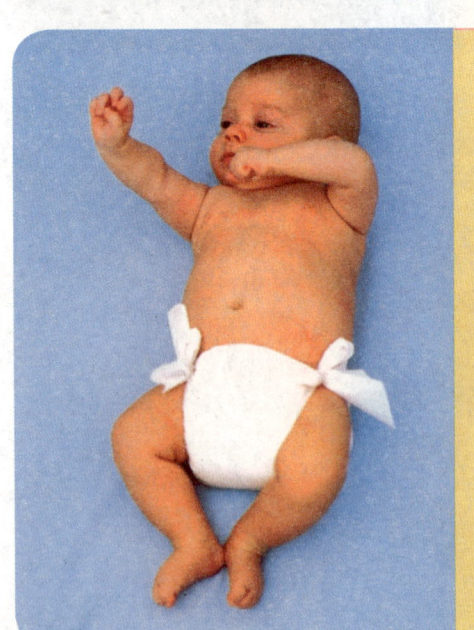

图16 在这张图片上，两侧的尿布条都已经系好了，这样整个尿布就不会轻易滑下来了。

身体姿势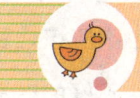

父母们常常会问到这样一个问题：到底应该怎样放宝宝才是正确的——是让他仰卧、俯卧，还是侧卧？什么时候才能让宝宝学习坐下？宝宝睡觉的时候应该怎么躺才好？

睡觉姿势

由于有宝宝因俯卧睡觉而猝死的案例，使得很多父母对宝宝应该以何种姿势睡觉这个问题感到困惑。

父母们一直想知道，到底宝宝以什么样的姿势睡觉才是最安全的，才不会让他在睡觉的时候窒息？

> 答案是，宝宝睡觉时采取仰卧的姿势是最安全的。

宝宝在睡眠中猝死总是让人感到措手不及。大概每700个宝宝就会有1个在1岁之内猝死，尤其是在2～4个月大的时候更是多发期。一般来说，在冬季发生婴儿猝死的概率要比夏季大。

虽然全世界的儿科医生都针对婴儿猝死这个问题做了广泛的研究，但是至今也没能就猝死的原因达成统一的意见。可是专家都认为婴儿猝死可能和室内温度过高有关，所以父母一

宝宝健身操

定要避免他们在过热的环境中睡觉，比如说给他们穿过厚的衣服，让他们睡在过暖的床上（床上铺着皮草、围床的护栏的毯子过厚和床周围的空间过于密闭）。除此之外，也不应该让宝宝直接睡在太阳底下、过热的暖气房或者通风条件不好的汽车里（具体内容参见法尔特布拉特的《婴儿猝死》一书）。

大量研究表明，宝宝采用仰卧的姿势睡觉是最安全的姿势。仰卧姿势在亚洲国家属于永不过时的姿势。法尔特布拉特曾说："宝宝仰卧更容易呕吐、更容易窒息这种说法其实还没有得到证实。"尽管如此，还是有很多专业人士认同这种观点。

给父母的小建议

北莱茵威斯特法伦州研究婴儿猝死相关案例后给出的建议（《北威州注册条例》）：

让您的宝宝用仰卧姿势睡觉，这是最保险的睡姿。如果您的宝宝经常呕吐的话，可以让他采取侧卧的姿势睡觉。但是您一定要注意其压在身体下方的胳膊要放在身体之前，这样宝宝的背部也能靠到床上。

如果宝宝是醒着的，那么应该让他采取俯卧姿势。如果经常让宝宝俯卧着，就能够更好地锻炼他的支撑力以及背部肌肉，他也能早一些学会爬和走路。

研究证明，宝宝如采用俯卧姿势，臀部问题和背部问题出现的概率就会比较小。所以在宝宝醒着的时候，还是应该让他更多地采取俯卧的姿势。

仰卧姿势

采取仰卧姿势，能够使宝宝有更多的机会了解自己的身体。因为宝宝的手和脚能出现在自己的眼前，宝宝最早观察到的是自己的手，迟些时候就会把脚抬到眼前，有的时候甚至会把脚丫放在嘴里。通过这些动作，宝宝能更清楚地认识和了解自己的身体。

俯卧姿势

俯卧姿势对于宝宝来说是非常舒服的。当宝宝趴着的时候能够观察到周围的世界，这样就能很快认识这个世界。如果宝宝对这个世界感到好奇，就会驱动着他慢慢地向前"移动"。这样一天天过去，宝宝就会逐渐开始学习站立。首先宝宝会慢慢地用手臂身体，再发展到用腿和手臂来爬行，一直到最后用双腿站起来。

无论是仰卧姿势还是俯卧姿势，对宝宝来说都有着重要的意义。这两种姿势都对宝宝的身体发育有重要影响，因此应该让宝宝轮流交换着用这两种姿势。但是要注意床的柔软性和落在宝宝身上的灯光，因为新生儿总是会被灯光所吸引，他们的头部总是会偏向有灯光的方向。如果灯光总是从宝宝的一边照过来的话，他的头就会总是偏向这一个方向，那样对宝宝的颈部和头部都会有不良影响。

为了让父母不用总去整理床铺，可以让宝宝在床的两头

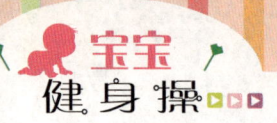

换着睡。

从3~4个月开始，宝宝的睡眠时间就没有之前那么多了。这时您应该把宝宝抱下床，放在您视线范围所及的地上，让宝宝自己玩。当然地上一定要铺上毯子或者垫子，再在上面放上一些宝宝喜欢的小玩具。如果宝宝醒了，就可以让他趴在或是躺在毯子上。如果您家里有一面很大的落地镜的话，宝宝肯定会喜欢在镜子面前玩耍。他会从镜子里看周围的环境，但是他能看到的只有与自己眼睛高度相当的区域，当然这也能帮助刺激宝宝学会抬头。

 侧卧姿势

侧卧的姿势对于宝宝来说并不是那么容易的。侧卧的时候，宝宝的背部需要有东西来支撑，不然他很容易倒过去。

但是如果宝宝的背部有支撑物的话，也存在这样一个危险，那就是宝宝的背部会被过分地延展。长时间的背部延展对宝宝的脊椎发育是十分不利的。宝宝在侧卧的时候，头部和腿不是向前弯曲，而是向后弯曲的。如果宝宝一直处于左侧卧或右侧卧姿势的话，那么宝宝的头向右转或者向左转时就会出现问题。长时间侧卧的话，宝宝会变得不再能适应仰卧，一旦仰卧的话就会立即旋转身体变成侧卧。

侧卧对宝宝臀部的发育也是不利的。因为侧卧的时候，宝宝的两腿是并拢在一起的，对臀部的发育很不好。所以，让宝宝侧卧的时候一定要非常小心。

○ 什么时候宝宝开始会侧卧？

过早地让宝宝侧躺对其身体发育来说是一种负担。仔细观察宝宝，看他是从什么时候开始自己翻身侧躺的。宝宝只有两边身体发展平衡的时候，才会开始翻身侧卧。

○ 您怎样辨别宝宝开始侧卧了？

您可以观察到，宝宝的头在身体的正中间，上身是笔直的，身体的中线是从鼻子到下巴、胸骨直到肚脐眼这样一条直线，可以参见本书第98页图59。

宝宝的手在自己的面前挥动，这时他也会自然地把手拿到嘴边，同时会弯曲自己的双腿，交错双脚，把脚丫抬到肚子上，感受自己的身体。只有当宝宝能掌握好平衡的时候，才能做到这一点。当宝宝把双脚和腿都弯曲着抬起来的时候，他就能开始翻身，有的时候会翻向一侧。大多数宝宝在4~5个月的时候开始翻向一边。

给父母的小建议

过早地让宝宝侧卧对他的身体发育来说是一种负担。

只有当宝宝的脊柱变直并且双腿蜷曲的时候才能向一侧翻身，这样对宝宝的脊柱和臀部肌肉来说就不会造成负担。

在宝宝6~7个月大的时候,脊柱和肚子就会开始转往侧面,再过不久宝宝的头就会偏向一侧抬起。当宝宝大概8个月的时候,就能较好地侧躺向一边了。

侧卧姿势对宝宝的臀部发育是不利的,因为侧卧的时候两条腿是并拢的,缺少了腿的弯曲这一臀部发育所需的先决条件,所以要非常注意宝宝侧卧的姿势。

 坐

 宝宝什么时候才该坐下

人们常常认为,宝宝是先会坐,然后才会爬和走的。

当宝宝向上伸手的时候,很多父母认为这个时候他是想要坐起来,但是这是完全错误的,这仅仅是宝宝的一种正常的动作,尤其是当宝宝5~6个月时手臂已经发育得相对强壮的时候。此时,宝宝会把所有能够到的东西都拉向自己,比如说自己的脚丫。

很多父母误会了宝宝的这个信号,而让他坐起来,其实这个时候宝宝的身体还不足以坐起来。因为他的背部肌肉和腹部肌肉都还没有发育到让他坐起来的程度,所以这时如果宝宝坐起来就会歪倒。为了不让宝宝再次歪倒,父母们常会在他的

背后垫上一个靠垫。

 给父母的小建议

> 过早地让宝宝坐起来对他来说是十分危险的,这种做法可能会伤害到脊柱,因为其脊柱周围的肌肉还没有发育健全,不足以支撑脊柱。

 练习腹部和背部肌肉

要经常锻炼宝宝腹部和背部的肌肉,这样才能让他坐起来。但是锻炼这些肌肉的时候,不要在宝宝身体负重的情况下进行。当宝宝6个月的时候,俯卧时,会通过用手臂和手掌的力量来支撑起自己(如第36页图18和第111页图75)。臀部还保持在地板上,这样能够锻炼宝宝背部的肌肉。

如果宝宝保持这种姿势在地上趴5分钟的话,您就能明显地感觉到他的背部肌肉在用力。

半岁的宝宝在仰卧的时候(如第40页图22、第121页图82)总是喜欢把双脚蜷曲在半空中随意"舞动"。当宝宝做这种动作时,就会使自己的腹部肌肉得到锻炼。如果您也自己尝试一下这种姿势,您就能感觉到自己的腹部肌肉是多么的紧张和用力。

5~6个月的宝宝还不能长时间独立坐住,他们仅可以维持几分钟的坐姿,主要是因为他们的腹部、背部和身体侧边的肌肉发

宝宝健身操

育还不够健全，不足以支撑背部长时间直立，所以也就无法让他们长时间保持坐姿。

如果想让宝宝能长时间保持坐姿的话，那么一定要注意帮助宝宝锻炼自己的肌肉，要让他在没有负重的情况下锻炼自己的肌肉。坐的时候比仰卧或是俯卧时用的肌肉要多，您可以自己尝试一下，便知道了。

有的宝宝在坐的时候会不停地向前滑。当他们坐着的时候，会通过屁股和大腿向前滑动，这些宝宝都直接跳过了爬这个过程。

匈牙利的儿科医生艾米·比尔科的调查研究显示，她所照顾的所有宝宝中没有出现一个通过屁股向前滑的现象。

比尔科还注意到，她所照顾的宝宝没有一个是提前坐起来的。在宝宝向上伸手的时候，也没有人让他们提前坐起来，所有根据自己情况正常发育的宝宝都是自己坐起来的，而且也是在坐之前先学会爬的。他们的发育过程是符合运动发育的客观规律的。这些宝宝在坐着的时候从来不会把屁股向前滑。

这些宝宝不是在5~6个月的时候开始坐起来的，而都是从9~10个月时，当他们会爬或是身体可以自己直立起来的时候才开始坐的。

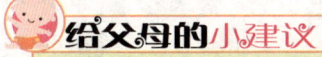 **给父母的小建议**

千万不要把自己的宝宝以坐立的姿势放在某处。等到他自己能坐起来的时候，再让他坐。

 什么时候教宝宝自己坐下

学习坐有两种可能的方式：

◉ 爬的时候：

当宝宝会爬的时候，如果看到了自己感兴趣的东西时就会停下来。他会自然抬高身体的一边，从而形成了侧坐的姿势（如第139页图101和第140页图102）。在宝宝继续爬之前，如果变换了姿势的话，就形成了另一边侧坐的姿势。

◉ 站的时候：

当宝宝学会站起来的时候，他们其实并不知道怎么再坐回到地面上。于是他们就直接把屁股蹲在地上，久而久之他们就发现这样就是坐了。

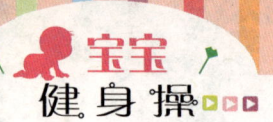

 当宝宝自己会坐的时候,已经经历了很多发展阶段

　　宝宝仰卧的时候学会了抬头和把腿抬起来,而且学会了向两侧翻身。在俯卧的时候,宝宝发现可以用手掌支撑起身体,然后到四肢着地。从四肢着地开始,宝宝慢慢学会爬、站立,之后他才学会坐。

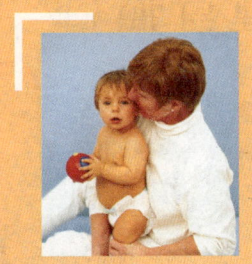

宝宝正常运动
发育过程中的里程碑

每个人都知道，宝宝不是从一出生开始就会爬、会跑、会坐的，这些都是他们在后天的生活中逐渐学习的。世界上所有的宝宝都是以同样的方法学习这些姿势的。因此父母们有必要知道宝宝学习这些动作的时间，以方便判断宝宝的运动机能发育是否正常。

仰卧姿势要注意以下几个阶段：

- ● 3~4个月
- ● 6~7个月
- ● 9~10个月
- ● 12~16个月

俯卧姿势要注意以下几个阶段：

- ● 3~4个月
- ● 6~7个月

为了能够让您辨认出宝宝的发育是否正常，下面我们将用图文的形式简单介绍一下几个具有标志性的阶段。

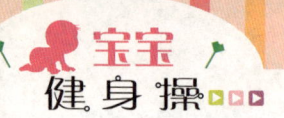

俯卧姿势

 观察3~4个月大的宝宝的肚子

3~4个月大的宝宝在俯卧的时候,一定会用手肘和肚子支撑自己的身体(如图17)。

把宝宝放在桌子上,让他的腹部贴着桌子,当然别给他穿衣服。这时,宝宝会用双肘支撑起身体,而且双肘和肩部基本呈一条直线,头部可以自由地向左右方向转动。人们常说,宝宝从这个时候开始就该有想直立起来的愿望了。

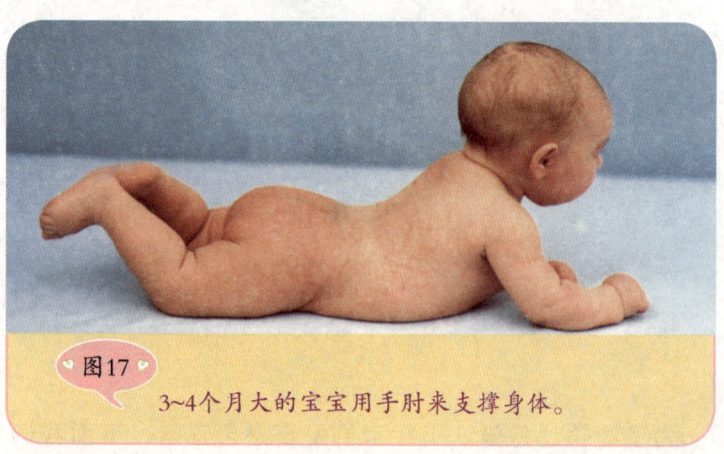

图17

3~4个月大的宝宝用手肘来支撑身体。

当宝宝俯卧的时候,并非所有的重量都落在了他的前臂上,因为他的上半身已经有些微微抬起了,整个腹部都在分担身体的重量。

宝宝的臀部和大腿还都是贴在平台上的。两条大腿分开,双膝盖向外侧分开,小腿由于膝盖的弯曲而微微向上翘起,两只脚丫可以互相触碰到。

观察6~7月大的宝宝的肚子

6~7个月大的宝宝在俯卧的时候,应该能用手和小腹部支撑起身体了(*如图18*)。

儿科医生说,当宝宝伸直肘部,两手微微张开支撑身体的时候,就开始知道支撑的作用了。

这时候,宝宝抬起了胸部,并且腹部也开始微微离开平台了。宝宝的臀部和大腿还依然贴在平台上,两条大腿分开且微微蜷曲,小腿因为膝盖弯曲而和大腿之间呈大约90度的夹角,脚丫可以自由活动。

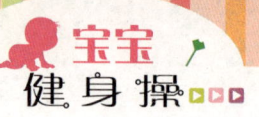

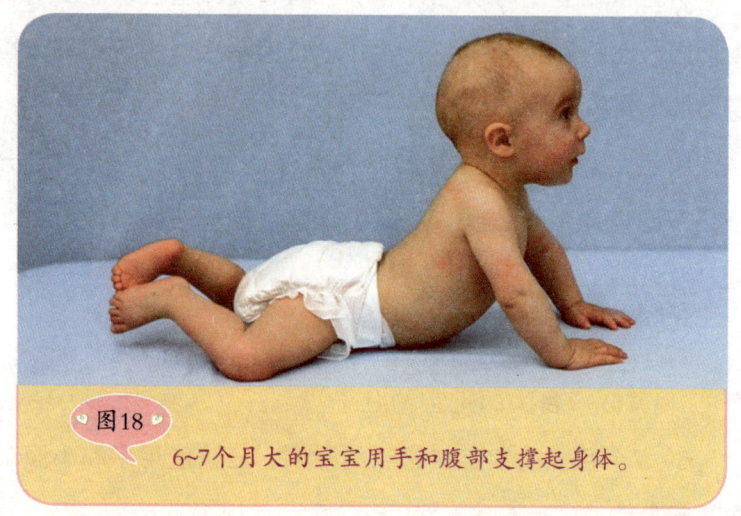

图18　6~7个月大的宝宝用手和腹部支撑起身体。

宝宝已经能够很好地用手臂支撑身体了,有的时候身体可能还会向后移动。医生通过所谓的"跳跃准备"来检验这个重要的支撑功能。

观察9～10个月大的宝宝的肚子

9～10个月大的宝宝支撑自己时,不但能够用手、胸部和肚子来支撑,而且其臀部也能抬高并离开桌子了(如图19)。身体的重量要求他不仅仅要用双手来支撑,还要通过大腿来支撑,这样屁股就可以抬起来了。通过这种四肢着地的姿势,宝宝可以向前或向后爬。也就是从这个姿势开始,准备学习爬。

如果宝宝在爬的时候，身体转向了左侧或右侧，就会用半边屁股着地。儿科医生称这种姿势为"侧坐"。

用手和膝盖支撑身体是爬和坐的前提条件。

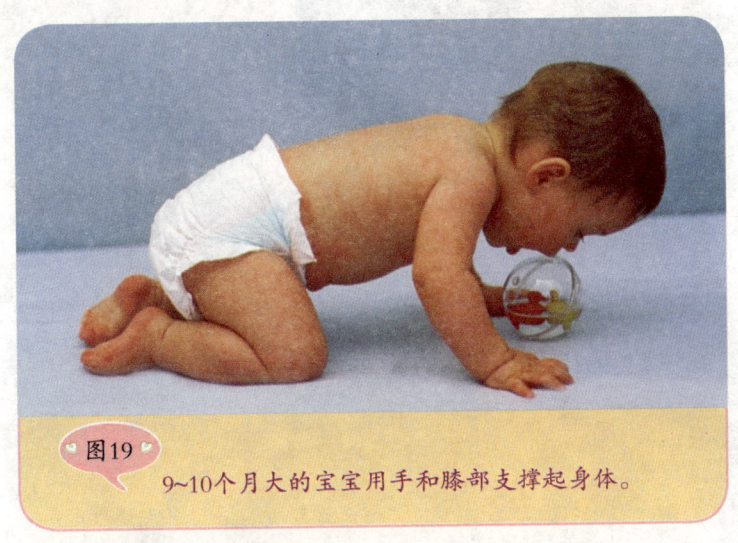

 图19

9~10个月大的宝宝用手和膝部支撑起身体。

观察12~16个月大的宝宝的肚子

12~16个月大的宝宝用双手和双脚支撑起身体（如图20）。当宝宝弯曲膝盖的时候，屁股会向上翘起，这是学习站立的前提条件。通过这种方式宝宝可以学会蹲坐和站立。

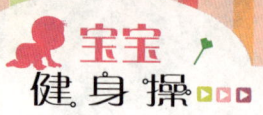

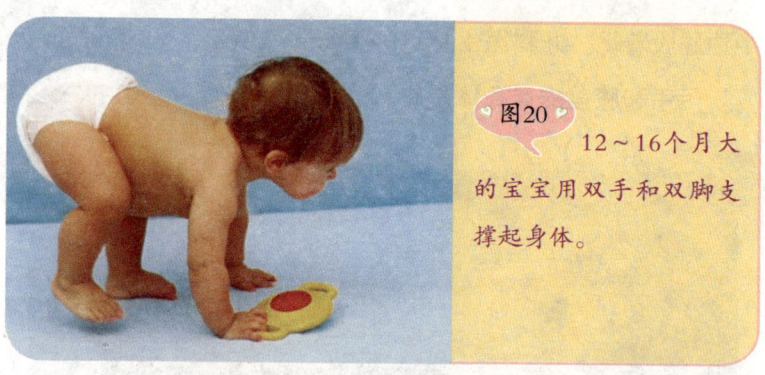

图20　12~16个月大的宝宝用双手和双脚支撑起身体。

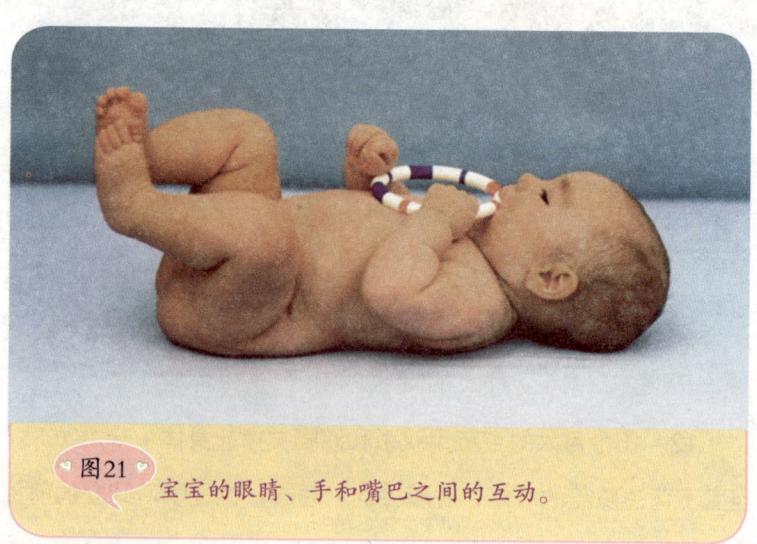

图21　宝宝的眼睛、手和嘴巴之间的互动。

仰卧姿势

 观察3～4个月大的宝宝的背部

3～4个月大的宝宝能够直着躺着,因为他的头部、躯干和臀部都能处于比较稳定的姿势,所以能够抬起自己的手臂和双腿(如图21)。

宝宝的双手在胸前交叉,把双手放在脸前玩耍,并且把手伸进嘴里,他的大腿和膝盖弯曲,双脚可以自由活动。

这个时候就可以让宝宝用双手和双脚练习抓东西了。

 观察6～7个月大的宝宝的背部

6～7个月大的宝宝已经开始去抓自己的双脚了,这是他开始学习转动的第一个信号。仰卧的时候,宝宝的双腿始终蜷着,他会用手去抓自己的双脚,并且还会把脚趾放进嘴里(如图22)。

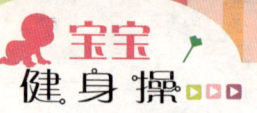

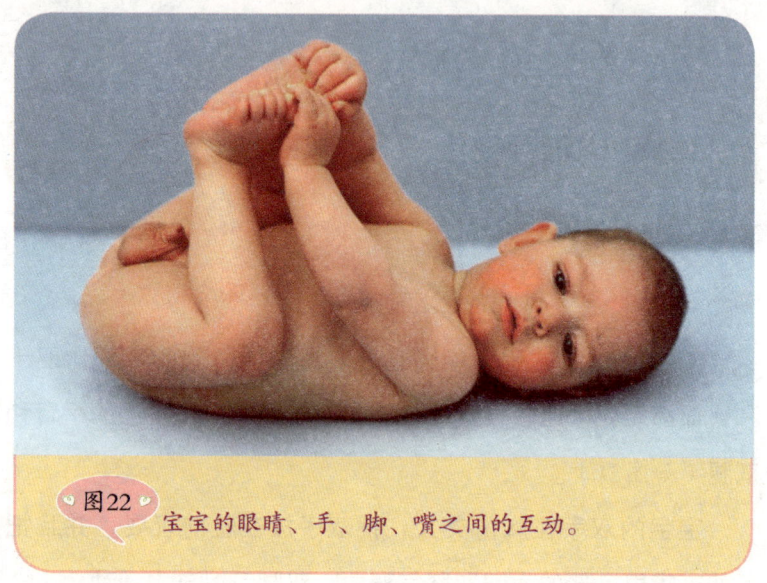

图22 宝宝的眼睛、手、脚、嘴之间的互动。

有的时候宝宝会抬起头,这样才更容易碰到自己的双腿。儿科医生称这是一种弯曲的张力的体现。宝宝的头和双腿同时离开平台,双手向前伸。

通过这种姿势,宝宝学会了把头颈部在仰卧时向上抬起。从6个月开始,宝宝会以这种姿势向左侧或者向右侧滚动。4星期之后,也就是大概7个月的时候,宝宝就能够很好地向两侧翻转了。

这种翻转是宝宝进一步发展的迹象,此时他已经不仅仅只会躺着了。

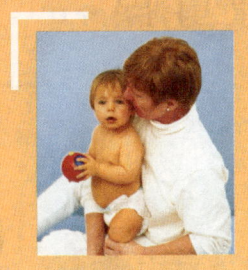

关于婴儿器械
您都知道些什么

婴儿器械常常被宣传成实用的专业护婴帮手,对妈妈和宝宝来说既方便又省时。

父母常常认为这些器械能够促进自己宝宝的发育(他们通常都喜欢这样认为),或者至少这些器械能够带给宝宝很多乐趣。

父母常用的器械有吊床、抱婴腰带、摇篮、提篮式学步带、学步车、婴儿抱袋、婴儿背袋等。很古老的安全围栏和儿童车更是家家必备的。

但是这些器械带来的是否都是好处呢,它们会不会存在一些潜在的风险或者会对宝宝的健康造成不良影响呢?这些问题的答案都会在本章的内容中出现。

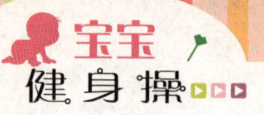

 **吊床**

 吊床有利于宝宝的发育吗

宝宝在出生的3个月内，大部分时间都是在睡觉和吃饭。这个时候的宝宝几乎还没有开发自身的运动机能，他们此时需要的是悉心的照料，除此之外还需要一张很好的床（详细内容可以参见本书第23页"身体姿势"这部分内容）。

从4个月开始，宝宝醒着的时间就会越来越多了，在这段时间里他可以练习俯卧和仰卧。这时候给宝宝提供一个稳定的平面是非常重要的。如果给宝宝提供的平面是摇晃不定的，那对他的发育来说则是非常不利的，会对脊柱的发育造成不良影响。

从6个月开始，宝宝总喜欢把腿伸向空中，并且总会尝试把脚丫塞到嘴里。

为了让宝宝能够把双腿伸向更高的地方，宝宝更需要一个坚固且平稳的平面。

吊床对于7个月以后的宝宝来说，就相当于是一种束缚。一般而言，这个时候的宝宝大都可以转身了，能从俯卧改为仰卧，或者反之，他们总会乐此不疲地向两侧翻转。而躺在吊床里时这样的翻转几乎就变成了不可能的事情。

 结论

所以说吊床对于1岁以内的宝宝来说是完全没有必要的，而且也不利于他们的身体发育。当然我相信没有哪位父母会为了方便而不顾及宝宝的健康，提早让宝宝使用吊床的。对于成人来说比较舒适的东西，宝宝往往都要迟一些才能用得到。

您最好能亲自躺在吊床里试一下，看看您的双腿是否能够伸向高空，并且尝试一下，看看在吊床里是否能够转身。这样您就能够明白，您的宝宝躺在吊床里是多么的辛苦了，他们不得不疲劳地保持同一姿势。

如果在宝宝能跑的时候再给他用吊床，那么他就会感到有乐趣得多了，因为对他们来说躺在吊床中摇晃几分钟是非常有意思的事情。

 **辅助抱宝宝的工具**

 抱婴腰带带来的全是好处吗（如图23）

在很多发展中国家，用抱婴腰带是一件非常普通的事

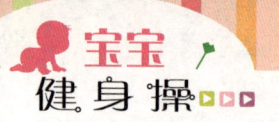

情,很多家长都在使用它。可是大家往往会忽略一点,那就是这些发展中国家的父母由于生活所迫不得不带着宝宝去工作,比如说带着宝宝去田间劳动。因为这些父母必须整日辛苦劳作,所以他们留给宝宝的时间是非常有限的。除此之外,父母工作时的姿势往往是弯着腰的,所以宝宝们在抱婴腰带中通常都是肚子贴着母亲躺着的。

用抱婴腰带抱小宝宝是一个非常有利的方式。针对这一点,当今社会有个非常普遍的观点,那就是宝宝和父母通过这种方式能够长时间地进行肢体接触。而这种优点常常被家长忽略,因为大部分发达国家的母亲们不需要做长时间保持弯腰姿势的重体力工作。

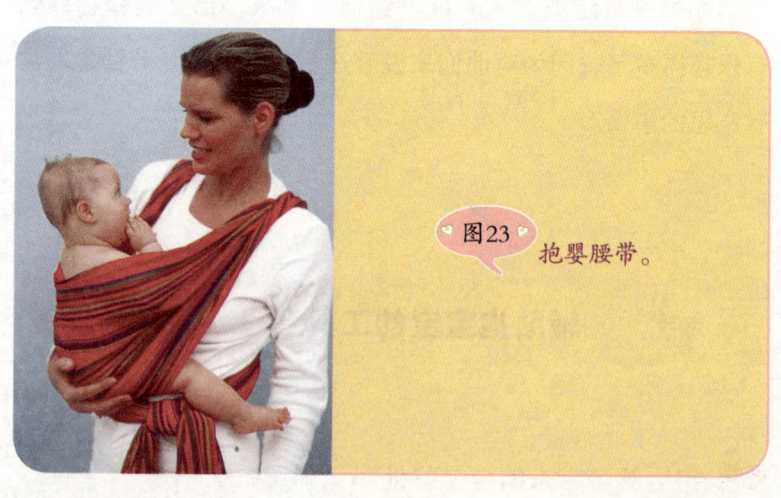

图23 抱婴腰带。

在德国进行调查的时候,发现也有部分父母在宝宝很小的时候把宝宝用抱婴腰带抱在肚子前（为了能够让宝宝和父母之间有长时间的身体接触）。然而需要注意的是，这种抱婴腰带仅仅是方便而已，对宝宝的身心发育其实是没有太大益处的。

因为宝宝的身体和父母的身体紧紧地捆绑在了一起，他的活动就会受到限制。如果宝宝在抱婴腰带中待习惯了，那么他就会习惯于这样一种近乎直立的方式，一旦再把宝宝平放在床上或者地板上，他就会非常不适应了，会马上要求父母们抱，因为他们已经习惯了依赖父母。

那您应该怎样判断什么时候该让宝宝使用抱婴腰带，或者宝宝到底适不适合这种婴儿器械呢？

● 首先把宝宝的衣服脱掉，并抱到镜子前。用一只手托住他的屁股，然后用抱婴腰带的姿势把宝宝抱起来，就好像宝宝坐在抱婴腰带里一样。

您可以抱着宝宝走路，模仿在抱婴腰带中的姿势。这个时候要注意观察他的脊柱和头部。

宝宝的脊柱是什么样子的，有没有倾斜，腰椎有没有偏移，坐的时候有没有驼背？

如果上述问题的答案是肯定的，那您就可以确定，宝宝的头部和肢体的发育还不能够承受直立的状态。

几个月的宝宝还不能保持身体直立。如果仔细观察就会发现，通常宝宝在抱婴腰带中都是处于睡眠状态，当他醒着的时候，整个身体通常都是软绵绵的。因此如果长时间保持这种错误的姿势，对宝宝脊柱的发育会造成非常不好的影响，尤其是对他的颈部和骶骨部位会造成相当严重的后果。如果宝宝本身在身体运动机能方面就存在问题，那么这种方式对宝宝来说就更加不利了。

 什么时候才应该使用抱婴腰带

至于什么时候父母才能毫无顾虑地使用抱婴腰带，则取决于宝宝身体发育的状况。

您可以仔细观察宝宝身体肌肉的发育情况：

★ 当宝宝的身体能够弯曲的时候，则表明腹部的肌肉发育得比较好了，这个时候他才能在抱婴腰带中坐着。也就是说，当宝宝可以躺着把双脚举到嘴边，并且头能够微微抬起的时候，就可以使用抱婴腰带了。

★ 当宝宝的背部肌肉发育得比较好的时候，他就能够自己控制脊柱的弯曲了，这个时候才能使用抱婴腰带。也就是说宝宝在俯卧的时候能够用双手支撑身体，并将手臂伸直，小腹在地板上和双手一起支撑身体重量，这时候给宝宝使用抱婴腰带就比较安全了。

★ 当宝宝仰卧的时候能够向左右翻身了，则表示他的脊柱旋转肌肉发育完全了，这个时候才能使用抱婴腰带。

一般来说7个月大的宝宝差不多能够达到上述状态，这时候就能毫无顾虑地给宝宝使用抱婴腰带了。

为了不让宝宝出现发育不均衡的现象，您在使用抱婴腰带时，应该左右两侧换方向来抱宝宝。

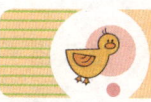 摇篮和婴儿汽车座椅

摇篮和婴儿汽车座椅仅仅是方便和舒适吗

我们总能从妈妈们那儿听到，摇篮和婴儿汽车座椅是多么的好用。"人们可以很方便地把宝宝带到任何地方，尤其是在厨房工作的时候更方便，因为哪怕是在工作的时候也能时刻看到宝宝。"除此之外，大家还普遍认为婴儿汽车座椅对宝宝身体运动机能的发育非常有帮助，借助婴儿汽车座椅宝宝可以较快地学会坐。

反面观点

宝宝躺在摇篮或者婴儿汽车座椅中，背部始终是保持倾斜的姿势的。总有几分钟宝宝的整个身体都是倾斜的，头歪

向一边，脊柱倾斜，整个身体的重量都落在了骶骨上。要想臀部和腿部之间形成弯曲状态则几乎是不可能的。

婴儿摇篮通常是在宝宝3个月起开始使用。这个时候宝宝正在学习以仰卧或者俯卧的姿势直卧。

怎样观察宝宝的身体是否正直

当宝宝俯卧的时候，观察他的头部和上体，想象出一条从鼻子到下巴，到肚脐眼，再到耻骨的直线。在这条中线左右两侧宝宝的胸部发育应当是相同的，也要观察手脚的活动是否协调。当宝宝4个月大的时候，总是会摆弄两只手或是直接把手伸进嘴里，双腿向上蜷起放在身体上方，还会用双手抓住蜷起的双腿。如果父母在宝宝的这个发育阶段没有给他提供水平且稳定的可以躺着的平面，而是让宝宝躺在摇篮里的话，那么对宝宝的脊柱发育是有百害而无一利的。

如果宝宝经常用摇篮就会容易出现驼背的现象。

从6个月开始，能够让宝宝自由地活动和旋转身体是非常重要的。只有这样，宝宝的腹部肌肉、背部肌肉和侧旋转肌肉才能够强健发育。这些部位的肌肉发育良好是宝宝能够坐的前提条件。为了能够让您更真切地体会到摇篮带给宝宝的弊端，您可以自己躺在躺椅上尝试一下。躺在躺椅上时，您会发现自己全身的肌肉都是放松的。但是如果让宝宝躺在地板上，当他的双腿抬起，您就会发现他的腹部肌肉是多么地用力。

婴儿汽车座椅对宝宝练习俯卧是没有益处的，而俯卧姿势对宝宝练习背部肌肉是非常有帮助的。为了让您能够体会到这一点，您可以自己俯卧在地板上，双臂伸直撑地，将身体抬起，这时您就能体会到自己背部肌肉的状态了。

> 摇篮对宝宝臀部肌肉和腿部肌肉的发育也有不良影响。

7个月以后，宝宝要开始学习蜷曲双腿，左右摇动臀部了。他会用双手抓住双脚，并且喜欢把手脚放在嘴中，这让他感到快乐。但是在摇篮中，宝宝根本不可能做这样的动作。因为宝宝在摇篮中时，整个身体都是倾斜的，好像是倾斜地坐在座椅中一样。

 结论

尽管摇篮或者婴儿汽车座椅对于父母来说是非常方便的，但是对于宝宝的身体发育来说则是非常不利的。摇篮有碍于宝宝的重要肌肉群的发育。

★ 摇篮或者婴儿汽车座椅其实并不稳固，宝宝有从摇篮中摔下来受伤的风险。

★ 摇篮或者婴儿汽车座椅会阻碍宝宝腹部肌肉、背部肌肉及侧面旋转肌肉的发育，而这些肌肉都是宝宝学习坐所必需的。

★ 摇篮或者婴儿汽车座椅对宝宝身体运动机能的发育有着不良影响,可能会令宝宝形成不良姿势或者体态。

如果您不得不用摇篮或者婴儿汽车座椅的话,那么请一定要注意,最好是只让宝宝在白天使用一小会儿。

婴儿汽车座椅是宝宝在汽车行驶中所使用的工具,在驾驶中对于宝宝来说是最安全的。但是只要不再行驶时,就应该立刻把宝宝从婴儿汽车座椅中抱出来。

宝宝经常会在坐车的时候睡着,错误的姿势对于他的影响是显而易见的,因此应当对宝宝在汽车座椅中的错误姿势予以纠正。

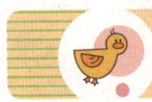 **提篮式学步带**

 提篮式学步带带来的仅仅是快乐和优点吗

很多宝宝在使用提篮式学步带的时候都会有很多乐趣。许多父母在宝宝5个多月时就开始让宝宝使用提篮式学步带,希望他能够尽快站起来。

 宝宝在提篮式学步带中受到了什么影响

5~6个月的宝宝几乎总习惯把腿向上蜷着,即使父母把宝宝随意地放在床上或是毯子上时，他也经常是这样的，医生称这段时期为"腿部弯曲时期"。此时宝宝的臀部到双腿部分还不能伸直，如果使用提篮式学步带，就会缺少腿部必要的支撑，就不能保持稳定的姿势。如果宝宝不能在提篮式学步带中保持稳定的姿势，身子就会歪向一边。而身体如果长期歪向一侧，那对宝宝的脊柱发育则是非常不利的。

宝宝7~8个月的时候，腿部能够承受越来越多的身体重量了。宝宝一开始学习站的时候，常会用脚尖来支持身体的重量。

当宝宝因为用脚尖承受身体重量的时间太久而无法再承受时，他就会开始学习用整个脚掌来支撑身体的重量了。

如果宝宝现在使用提篮式学步带，那么他就会失去自己支撑身体重量的机会，也就不会用整个脚掌来代替脚尖对身体进行支撑，从而也就失去了用脚掌走路的条件。有的宝宝甚至不会把脚趾伸开，而一直保持蜷缩的样子。如果宝宝在提篮式学步带中学习站立，甚至有时是用蜷缩的脚趾站着的。

这可能会造成宝宝以后走路的时候用脚趾着地，从而阻碍脚背向下压，不会用脚掌走路，因此也就无法在走路时保持平衡，最严重的后果就是宝宝可能会形成"尖足症"。

宝宝从10个月开始学习走路，同时学习掌握平衡。为了能够保持好平衡，宝宝必须用双脚脚掌支撑身体的重量，除此之外他还得能够自由活动。因此宝宝需要前后都有活动空间，能够向前或者向后看，有向下蹲下或者向上站起的空间，也就是需要能够伸展双腿才行。但是在提篮式学步带中，宝宝根本不可能做到这些，因为他好像时刻穿着裤子一样。提篮式学步带支撑了宝宝身体的部分重量，让他不用再用脚掌支撑身体重量，也不能给他足够的上、下、前、后的自由活动空间。因此这种提篮式学步带绝对不能毫无限制地使用，它带给宝宝的到底是乐趣还是害处需要仔细考虑。

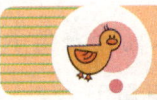 学步车

如果合理利用的话，学步车是非常适合宝宝的学步工具，能够减轻宝宝学习走路时的负担。

通过学步车宝宝能更好地学习走路吗

一般来说推荐8个月大的宝宝使用学步车，因为这个时候他开始尝试用双腿站起来走路。

大家都知道这个时候的宝宝双腿可以伸展开，但是有的时候宝宝已然习惯了用双脚脚趾着地来支撑身体的重量。

一般来说，当宝宝学会把身体的重量越来越多地放在整个脚掌上的时候，他也就在一点一点脱离用脚尖支撑身体重

量了。

现在借助于学步车，宝宝自然而然地把身体的重量置于整个脚掌上。这样的话，宝宝在用脚尖支撑身体时可能就会存在问题。结果可能就是，宝宝不借助任何辅助工具学习摆脱脚尖支撑身体的时间要比用学步车短得多。

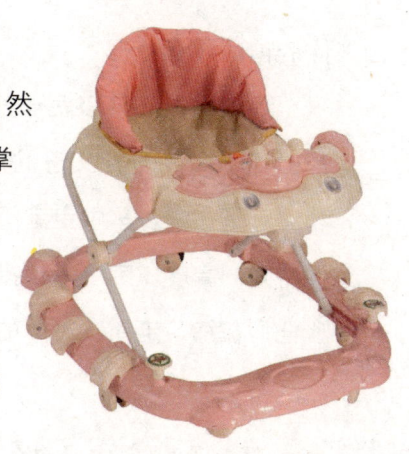

所以说学步车会阻碍宝宝正常的用脚掌站立，使他用脚尖站立的时间延长。

 减缓掌握平衡能力的速度

如果长时间保持用脚尖支撑身体重量，还会造成一个严重的后果：阻碍宝宝锻炼平衡能力。大家都知道，只有当他的脚后跟落地的时候，才可能掌握身体的平衡。反之，如果一直用脚尖支撑身体的重量，那么掌握平衡的时间就会延长。

宝宝身体发育的趋势是：身体重量越来越多地从脚尖转移到脚跟上。为了能够完成这一转变，宝宝在练习走路的时候往往会前后摇晃，这其实是在锻炼他身体的前后平衡能力。而如果宝宝在学步车中时，脚后跟不用受力，而且前后也没有足够的活动空间，这样就会限制宝宝掌握身体的前后平衡。

说到平衡还涉及另一个练习，那就是宝宝弯曲双腿进行的上下平衡练习。父母们常常可以观察到宝宝经常做上下运动。可是在学步车中宝宝不可能再这样运动，他们不得不永远保持同一高度。宝宝应该接受自然的弯曲和伸展练习，也应该让他们在练习走路和站立的时候学习掌握平衡。

 限制随处自由走动的缺点

一般来说，为了能让宝宝学习跑动，学步车都会装有轮子。这样能够减轻宝宝的负担，而且也能让向前移动变得简单。

在宝宝1岁之前，如果家长仔细观察他学习走路的过程的话，就会发现宝宝起初会扶着墙，后来会扶着家具或者其他任何固定的物体，来帮助自己站稳。

只有当宝宝能够稳定地站立之后，才会扶着家具或者其他物体一步一步地向前移动。

如果宝宝所扶的物体会移动的话，他就会没有安全感，可能会使他开始时就无法学会稳定地站着。并且学步车本来也不是为了让宝宝练习侧着走路而设计的，而是为了让他练习向前走设计的。所以学步车不仅妨碍了宝宝平衡感的练习，而且也妨碍了宝宝自然状态下侧向移动的能力练习。

 **结论**

当人们辩证地看待学步车能否帮助宝宝学习走路这个问题时,可以得出这样的结论:宝宝会因为学步车而让脚尖和脚后跟着地变得困难,从而失去用脚掌站立的机会。

所以最后的结论就是,学步车阻碍了宝宝自然学习走路的练习,并且可能会使他形成不正确的走路习惯。

 ## 婴儿抱袋

一般来说婴儿抱袋是独立使用的,或是配合婴儿车一起使用。如果把婴儿抱袋作为一种可以随时带宝宝去任何地方的工具的话,那么父母必须从一开始就得习惯把婴儿抱袋放在地板上使用,从而避免宝宝可能会从高处坠落。

宝宝从3个月开始就受到事故的威胁,尤其是当宝宝以俯卧的姿势处于婴儿抱袋中时。从3个月开始,宝宝就可以在俯卧的时候用手臂支撑身体的重量。这个时候,宝宝的重心会向前移动,婴儿抱袋也会向前移动,从而会有跌落的危险。

如果婴儿在宝宝抱袋中是仰卧的话,那么跌落的危险就会大大减小。宝宝在婴儿抱袋中仰卧一直到6~7个月为止都是比较稳定和安全的。因此建议宝宝在婴儿抱袋中时最好采取

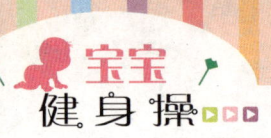

仰卧的姿势。

从大概7个月开始,当宝宝可以从仰卧自己翻转为俯卧时,就不再适宜使用婴儿抱袋了,这时候要使用其他工具了。

 婴儿背袋

婴儿背袋是一种非常好用的携带宝宝的工具。当宝宝自己能坐下或者能长时间坐着玩耍的时候,您就可以毫无顾虑地使用婴儿背袋了,因为婴儿背袋对于宝宝来说就相当于是一把座椅。

在宝宝会坐之前,首先要学会爬和尝试站立(详细内容请参见第23页"身体姿势")。因为一般来说宝宝做到这些动作时通常是在10个月的时候,所以从10个月之后父母就可以随意使用婴儿背袋了,而且也不会对宝宝造成任何不良影响。

 ## 安全围栏

　　安全围栏在德国又称"跑步围栏",但是这个名字常常引起歧义。因为这个工具并不是帮助宝宝学习跑步的,而是用来限定宝宝活动范围的。事实上,宝宝扶着家具或者其他固定物体学习走路或者跑步才是更好的方式。但是大多数家庭都没法拒绝使用安全围栏,因为这种围栏能够保护宝宝受到台阶、家庭宠物和锅碗瓢盆等物体的威胁。如果您要使用安全围栏,请一定注意围栏的稳定性,也就是说,围栏绝对不能够轻易滑动,甚至歪倒。围栏要放置于绝对稳固的地方。

　　木制的安全围栏是最好的,因为木制围栏的稳定性比较好。围栏的边缘要圆滑,这样才能避免伤到宝宝。两根围栏之间的距离不能太远,以防宝宝的头可以伸出围栏。但是两根围栏间的距离也不能太近,以防夹住宝宝的手臂和腿脚。网状的围栏不如木制的围栏好用,因为网状围栏可能会对宝宝造成威胁,他可能会在网状围栏上绑蝴蝶结等东西,从而有可能会勒着自己。

　　当宝宝学会爬之后,安全围栏就极大地限制了宝宝的活动范围。如果父母不得不使用安全围栏,请您务必要注意围栏

的稳定性，否则宝宝容易发生危险。此外，宝宝这时候还是应到围栏外多活动比较好。

 婴儿车

婴儿车是人类历史上比较古老的携带宝宝的工具了。尽管现在已经有很多父母用手臂抱着宝宝出门，但是婴儿车在大部分时间仍然起着不可替代的作用。

过去的几年中，市场上出现了各种各样的婴儿车。很多婴儿车都已经通过了检验，在这儿我们给出下面一些建议：

不管用什么样的婴儿车都一定要注意车子的安全性。安全性检查不仅仅包括婴儿车是否会向侧边歪倒，还包括车子会不会自己向前滑动，以及还要注意检查车子是否有刹车，刹车是否好用等。

有些婴儿车没有用来推车的把手，这样的婴儿车比较方便折叠。当用这种折叠车的时候，一定要注意折叠部分的螺丝是否上紧了，千万不要让折叠车在使用的时候自己折起，不然可能会弄伤宝宝。除此之外，还要注意婴儿车上边边角角的地方，防止因婴儿车边角不平滑而伤到宝宝。不但要注意检查婴儿车的外部边缘，还要注意检查婴儿车的内部边缘。

能够通过测试的品质优良的婴儿车包含如下特征：

★ 支架容易打开也容易折叠起来。

★ 婴儿车上的篷子能够轻易打开和折叠。

★ 轮子大而宽，推着的时候很平稳，并且没有很大的震荡感。一般说来，宽大的轮子比窄小的轮子要好用。

★ 婴儿车上的遮阳棚能够遮住婴儿车的大部分，这样推宝宝去室外的时候可以为他遮风挡雨。一辆合格的婴儿车主体部位距离地面最少60厘米。

如果婴儿车主体部位的高度过低，那么宝宝在室外可能会呼吸到更多的汽车尾气。当宝宝不在婴儿车内的时候，要注意检查车子在推行的时候是不是牢固，螺丝会不会松动，务必确保婴儿车的绝对安全。车体部分是检查的重点。如果婴儿车头部的地方比较重，那么婴儿车就会自己向前滑动。可以在婴儿车中没有宝宝的时候进行检测，如果有必要也可以把宝宝放入婴儿车内检测车子是否合格。

如果想把婴儿车放进自己的汽车里，那就要注意所购婴儿车的尺寸。如

宝宝
健身操

果您所住的房子有直梯的话，婴儿车也应该能够推进直梯才行。

　　婴儿车只是单纯用来运输宝宝的工具，因此当宝宝能够坐起来的时候，就要逐渐用童车来代替婴儿车。在宝宝能够自己坐起来之前（10个月左右），也不要让他在婴儿车中坐起来。

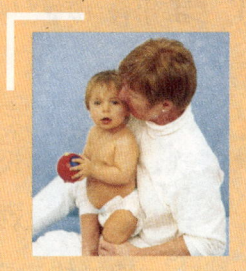

宝宝健身操

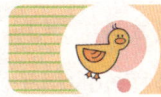 **在练习宝宝健身操之前的注意事项**

宝宝健身操要从宝宝3个月起才能开始进行。在这以前宝宝还要开发很多最原始、最天然的身体反应。如果这个时候过早地帮助他做宝宝健身操的话，可能还会取得适得其反的效果。比如说，如果在照料宝宝的时候采用了错误的姿势，那么他的运动发育状态可能还不如自然发育的好。

另外值得注意的就是只能给身体健康、发育完全的宝宝做宝宝健身操。如果您的宝宝生病了，比如说发烧或者拉肚子的时候，自然不适宜做宝宝健身操。

宝宝健身操肯定能带给宝宝和母亲非常大的乐趣。对

宝宝健身操

于宝宝来说，身体就是最好玩的玩具。观察宝宝的时候会发现，他首先喜欢玩自己的双手，然后会玩自己的双脚，再迟些的时候就会把双脚伸到自己的嘴巴里。

通过练习宝宝健身操，宝宝可以更好地了解自己的身体，并且能调动起身体的各个部位。宝宝的尿布和身上的衣物会阻碍他做宝宝健身操，所以在做健身操的时候要取下尿布，脱掉他的衣服。

准备给宝宝做健身操的时候，就是给宝宝换尿布的时候，因为这个时候宝宝是不穿衣服的。请您在宝宝吃饭之前帮助他锻炼，吃饱的时候是不适宜做健身操的。

每天应该给宝宝做两次健身操，每次大约10分钟。房间温度要适宜，不能让宝宝感到冷。可以在给宝宝换尿布的柜子上，也可以在桌子上让他做健身操，但是最好应在上面铺上一层3～4厘米厚的软垫。您也可以把宝宝抱到大腿上让他做健身操，这种方法在本书中有介绍。

做这些练习时，要用仰卧和俯卧的姿势交替进行。您可以让宝宝先做左边再做右边，交替进行；也可以先俯卧在左侧练习5分钟，然后仰卧在右侧练习5分钟，如此交替进行。

从俯卧的姿势开始，宝宝慢慢学会身体向上直立，向前倾斜，再慢慢学会走路。仰卧的时候，宝宝可以看到自己的手和脚，他会把手脚放进自己的嘴里，用这种方式来认识自己的双手和双脚。

每个练习的步骤都作了详细说明,请严格按照指示给宝宝做健身操。如果采取错误的方式,会对宝宝的身体发育有很大影响。

本书中介绍的所有健身操的方法都是针对身体运动机能发育正常的宝宝设计的,这些健身操会给宝宝带来乐趣。请一定要注意,要根据宝宝的年龄选择适合他的健身操,一定不要提前做任何练习,否则会对他的正常发育造成不良影响。

给父母的小建议

如果宝宝身上出现轻度的发育缓慢以及肌肉痉挛都可以通过这些健身操得以改善。

小贴士

如果宝宝在做这些健身操的时候不停地喊叫或者有明显反抗的话,那么请您一定要告知医生。

在做健身操的时候,一定要对宝宝身体的左右两边同时兼顾,以防止两侧身体发育不平衡。

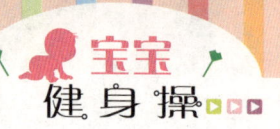

如何判断3~4个月的宝宝的俯卧姿势是否良好

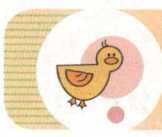

注意观察图24中宝宝的姿势,他正用前臂和腹部支撑身体(也可以参见第33页"宝宝正常运动发育过程中的里程碑"这部分内容)。

在您给自己的宝宝换尿布的时候,可以给他做这些练习。这些练习通常是宝宝在俯卧的情况下进行的。本书前面已经介绍过俯卧姿势了。

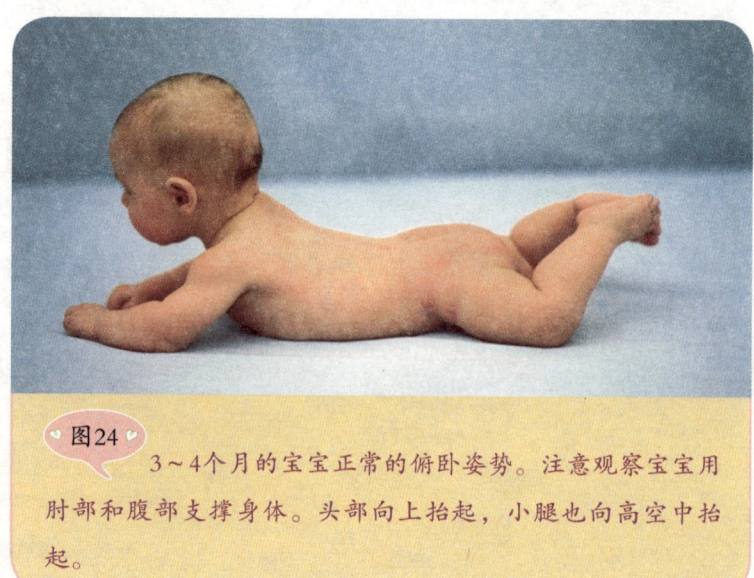

图24 3~4个月的宝宝正常的俯卧姿势。注意观察宝宝用肘部和腹部支撑身体。头部向上抬起,小腿也向高空中抬起。

> **小贴士**
>
> 如果宝宝在俯卧的时候不停地哭,或者总是试图翻身的话,那么请您一定要告知医生。

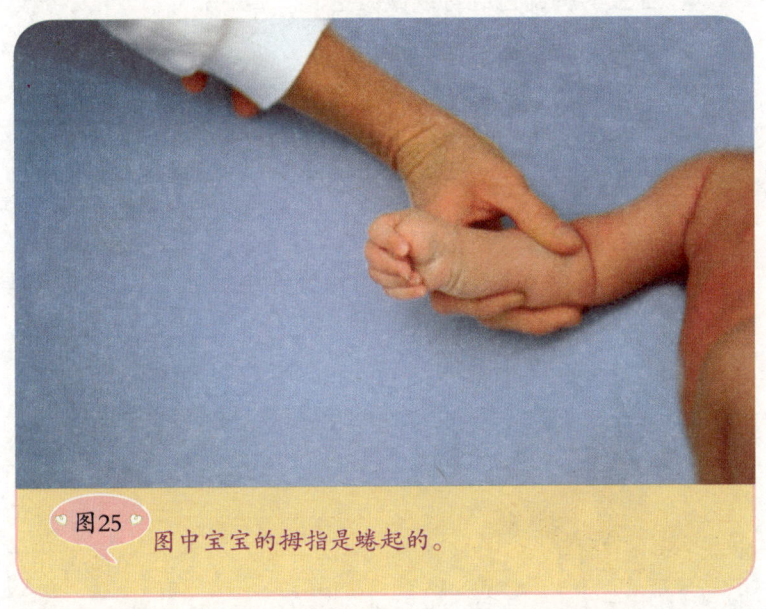

图25 图中宝宝的拇指是蜷起的。

仔细观察,看看宝宝俯卧的时候能做些什么呢?再仔细观察宝宝的全身,从头部开始。

宝宝现在已经可以维持几分钟抬头的姿势了,脸和脖子大约呈90度直角。

宝宝用双肘和前臂支撑身体,大部分时候双臂位于肩膀之前。前臂松软地放在地上,手微微弯曲,不再紧握双拳,拇

宝宝健身操

指也不再蜷起,这也就是说宝宝已经掌握了正确的姿势(图25中手的姿势是错误的)。

宝宝用手臂支撑起身体,那么他的头就可以随意向左或者向右转动。

★ 宝宝的胸部已经可以微微抬起。

★ 宝宝的腹部依然贴在地板上。

★ 宝宝的躯干笔直,您可以通过如下步骤检测这一点:

把宝宝放在一条直线上,将宝宝头部的中间位置看成直线的一端,看宝宝的臀部中缝是否也在这条直线上。

图26中,直线通过头部中间和臀部中缝,宝宝的身体是笔直的。

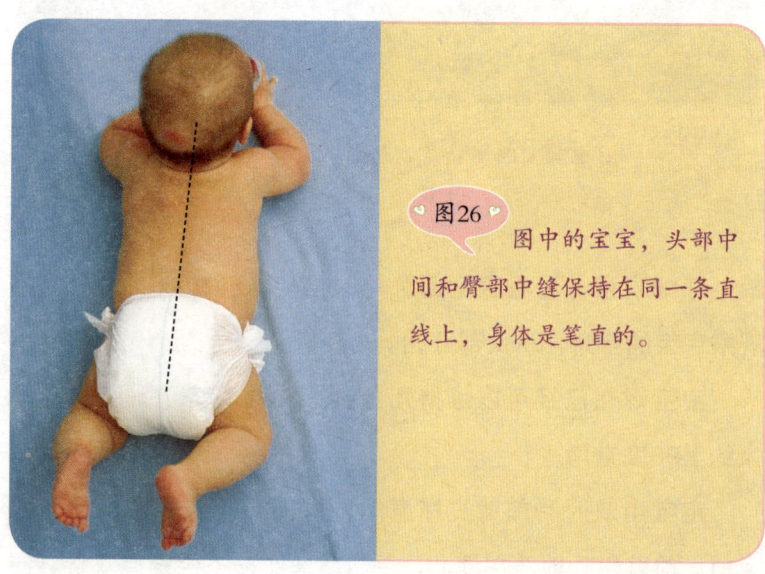

图26 图中的宝宝,头部中间和臀部中缝保持在同一条直线上,身体是笔直的。

 **小贴士**

如果这条线歪了，或者弯曲了，那么一定要带宝宝去看医生。

宝宝的臀部依然在地面上。

宝宝的大腿和臀部都平放在地面上；小腿向上蜷起，两膝盖向外翻转；两边的屁股都是大小均等的。

您可以这样检查宝宝臀部两侧是否发育正常：抓住宝宝的膝部，把腿部向臀部弯曲。

小贴士

如果宝宝臀部两侧发育不对称，请您务必要带宝宝去看医生。

当宝宝俯卧睡觉的时候，头可以随意地转向左侧或者右侧。如果宝宝总是喜欢把头歪向一边，因为他的骨头还太软，这个时候总是歪向一侧睡觉，可能会造成宝宝头部两侧发育不均。这就是医生所说的姿势不正确造成的发育问题。

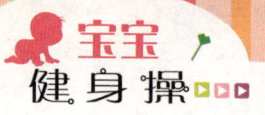

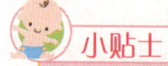 **小贴士**

如果您的宝宝总是偏爱把头转向一边,那么请告诉医生。3~4个月大的宝宝很容易因为错误的姿势而影响身体发育,所以当您发现宝宝的姿势有任何不妥的时候,要及时告诉医生,必要的时候要携带宝宝就诊。

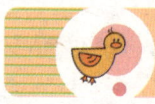 俯卧姿势中标准的腿部运动姿势

父母在开始给自己的宝宝做宝宝健身操之前,要注意观察宝宝的腿部发育是不是符合他的年龄,双腿是否能够自由活动。

3~4个月大的宝宝的腿部发育正常与否可以通过如下特征进行辨别:

臀部的运动

以俯卧的姿势把宝宝放在给他换尿布的桌子上。一只手轻轻地放在他的屁股上,另一只手抓住他的膝部。把宝宝的右腿向臀部方向慢慢弯曲。弯曲一侧腿的时候,宝宝的脚丫和腿应该能轻易碰到臀部,臀部没有向上弓起。用同样的方法再

做一次左边（如图27）。两侧的双腿应该都能够很好地做到这点。

 **小贴士**

如果宝宝两侧腿的姿势不一样，那么请您咨询医生。

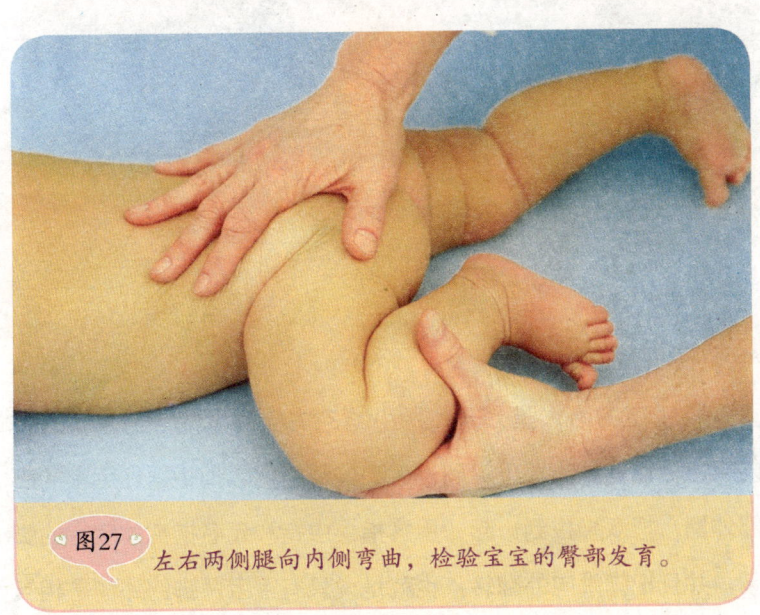

图27　左右两侧腿向内侧弯曲，检验宝宝的臀部发育。

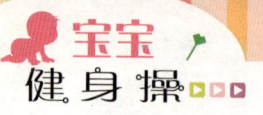

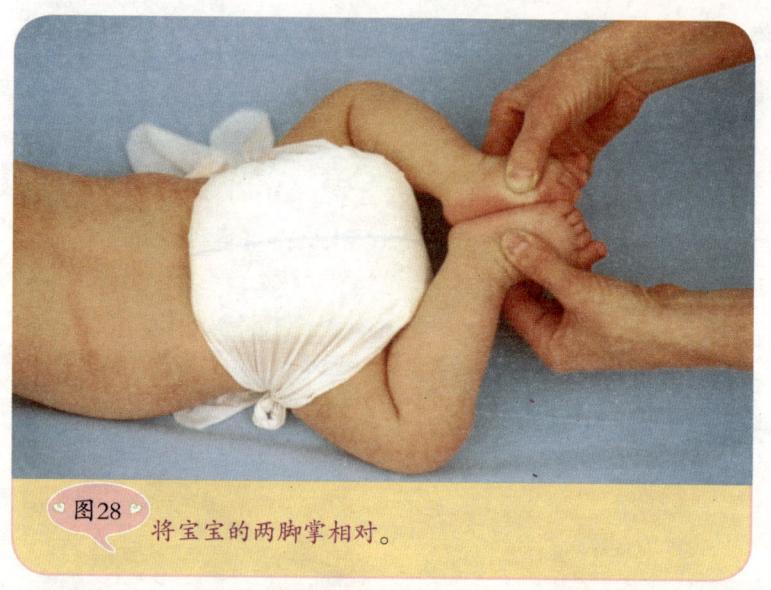

图28 将宝宝的两脚掌相对。

足部的运动

将宝宝的两大腿分开,两小腿向内向靠近他自己大腿的方向弯曲,让双脚能够碰触到一起。父母再用大拇指捏住宝宝的脚部外侧,把双脚拉到一起;用食指、中指和无名指抓住宝宝的脚掌,并且把脚掌向外翻转,也就是说只有宝宝两脚的外侧是相互接触的(如图28),而双脚的其他部位是可以分开的。

克里斯盆骨标志

父母让宝宝做俯卧的动作,把他两侧大腿分开,用一只手按住宝宝的臀部(如图29),另一只手抓住他的双脚,让宝宝的双脚在身体中间并拢（如图30）。

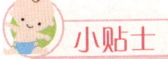 **小贴士**

> 如果在给宝宝做以上动作时，他的臀部和大腿向上抬起的话，那么这是一个危险的信号！您一定要带宝宝去看医生，并且向医生描述宝宝的症状。宝宝的这种症状在医学上称为克里斯盆骨标志。

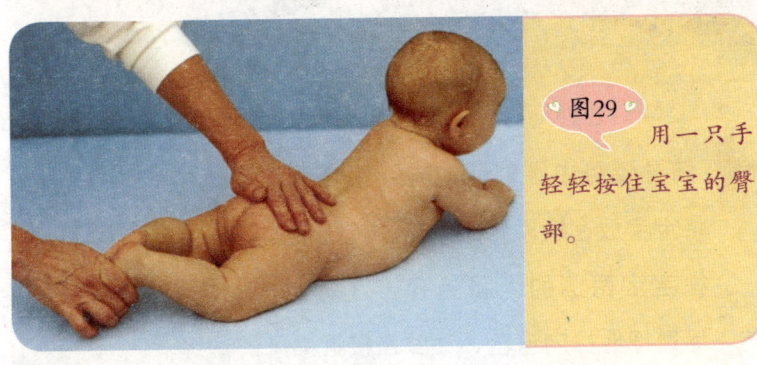

图29 用一只手轻轻按住宝宝的臀部。

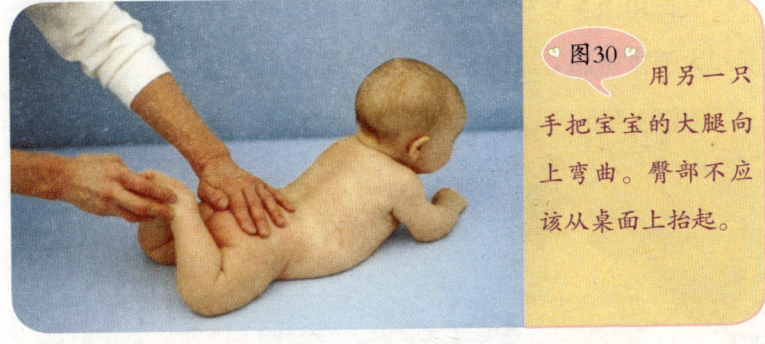

图30 用另一只手把宝宝的大腿向上弯曲。臀部不应该从桌面上抬起。

把宝宝的双腿继续向上抬起，直到小腿和大腿形成直角为止。他的小腿和大腿之间应该能够轻易形成直角，且臀部不应从桌面或地板上抬起。

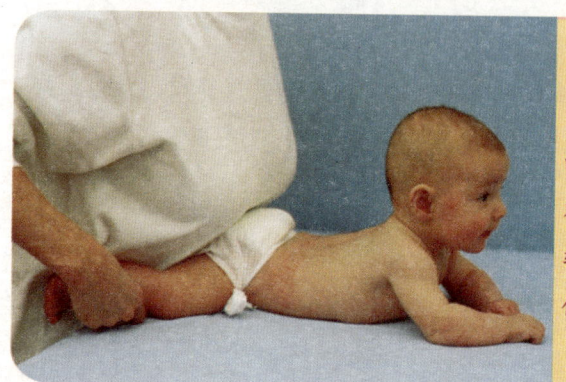

图31 将宝宝的两大腿分开,双侧膝盖向外翻转。臀部和大腿保持在桌面上。

 俯卧姿势中腿部运动的开始姿势

将宝宝放在换尿布的桌子上,把他的臀部拉向自己。

把宝宝两侧的大腿分开,注意要把他的双膝向外侧翻转。尽量把他拉向自己,让膝盖接近桌子的边缘。

父母用上半身轻轻压着宝宝的臀部(如图31),让他的臀部和大腿依然贴着桌面,双腿保持分开的状态。

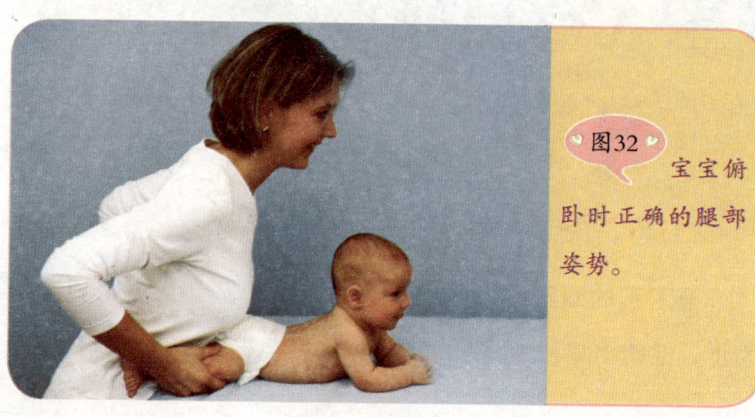

图32 宝宝俯卧时正确的腿部姿势。

做这个动作时宝宝的腿部膝关节部分可以自由活动。在连续把宝宝的头抬起和在他用双手支撑身体的时候，保证他不会发生向后滑的现象，两腿依然保持分开的姿势。

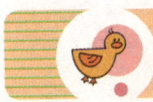 3个月大的宝宝的俯卧姿势健身操

 ### 练习：头转向两边

开始的时候，宝宝不能熟练地把头转向两侧，而下面介绍的练习就能锻炼宝宝把头自由地向两侧转动。

 小贴士

宝宝在转头的时候，如果总是在转向某一侧时出现问题，那么就请您咨询医生。

让宝宝俯卧在您的面前，两腿分别向左侧和右侧分开。您用一只手把宝宝的头歪向一边后，再用这只手连同手臂压住他的脊柱和臀部，这样可以保证他的屁股和身体依然贴在桌面上。再用另外一只手搭在他的后脑勺上，让他的下巴贴近自己的肩膀（如图33）。要注意这时宝宝的臀部不能从桌面上抬起，并且他的上身在头部旋转时要依然保持竖直。

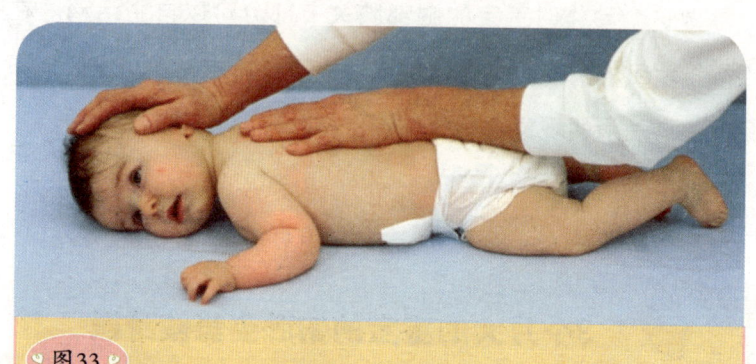

图33 用一只手压住宝宝的头部,另一只手臂压住宝宝的脊柱和臀部,以保持宝宝的臀部和上半身依然贴在桌子上。臀部中缝、脊柱和脖子应该形成一条直线。

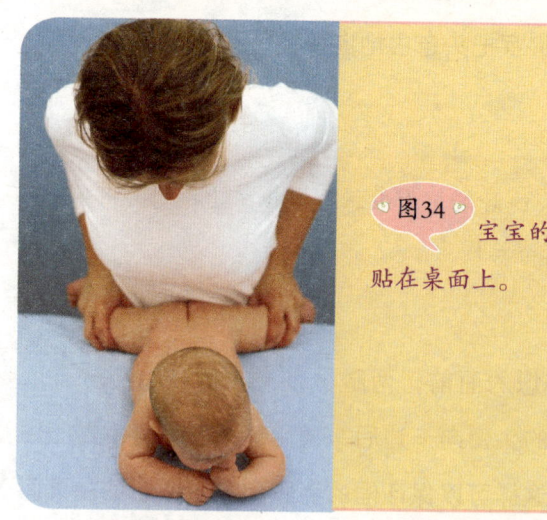

图34 宝宝的臀部和大腿依然贴在桌面上。

如果宝宝在做这个练习时臀部从桌面上抬起,那么就把他放在自己面前,母亲可以用胸部去按压他的臀部,让他的臀部贴在桌面上（如图34）。

做转头练习时，应当让宝宝同时兼顾左右两侧。有的宝宝可能觉得向某侧翻转比较困难，那么这一侧应该多加练习（如图35）。

宝宝在1岁的时候，可以在这样的练习过程中认识自己的头部。这种练习包括观察、碰触自己的头部和把手脚伸进嘴里。其实所有的练习对宝宝来说都是一种游戏。

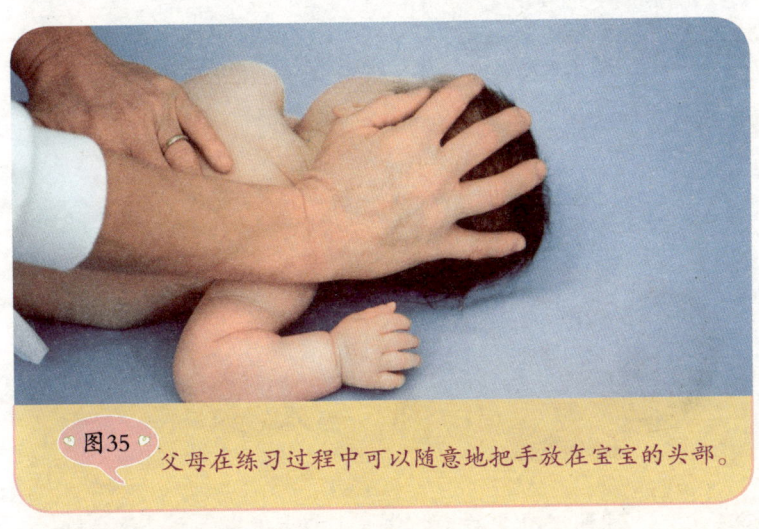

图35　父母在练习过程中可以随意地把手放在宝宝的头部。

 手脸游戏

通过脸和手之间的游戏，宝宝可以尽快学会展开双手，并且能够通过双手认识自己的脸颊。

宝宝健身操

把宝宝放在父母身体的正前方位置,然后把他的双腿轻轻分开,把自己的胳膊轻轻压在宝宝的上身(如图36)。

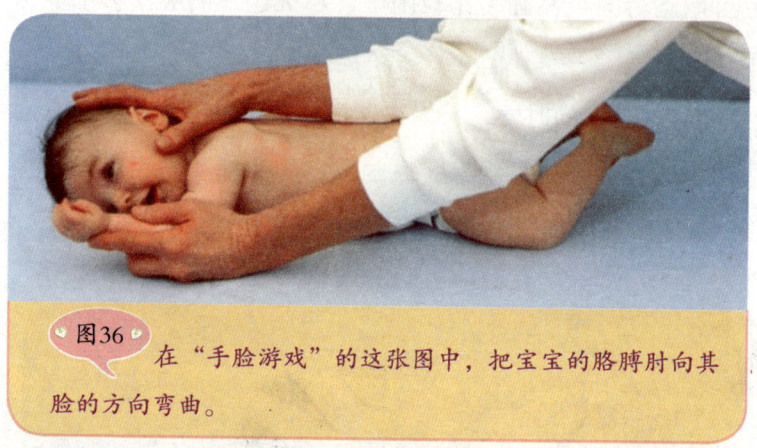

图36 在"手脸游戏"的这张图中,把宝宝的胳膊肘向其脸的方向弯曲。

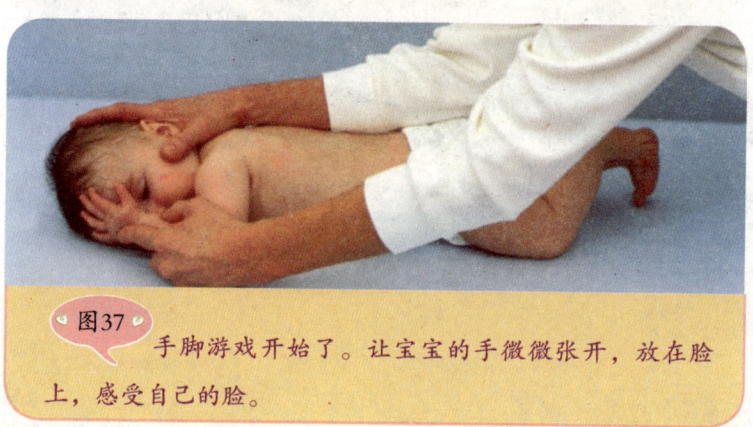

图37 手脚游戏开始了。让宝宝的手微微张开,放在脸上,感受自己的脸。

父母用一只手托住宝宝的后脑勺,让他的头转向一侧;另一只手抓住宝宝的手肘,大拇指和食指按住宝宝的前臂(如图37)。把宝宝的手臂抬高,让他能够看到自己的手心。

再将宝宝的手轻轻地滑过他的脸部。在抚摸他自己脸颊的时候，宝宝的双手是打开的。有的宝宝可能不会快速地就打开双手，如果是这样的话您可以用自己的食指微微地向宝宝的手施加压力，那样他的手比较容易张开。

上身直立和抬起头部的练习

在您开始让宝宝做上身直立和抬起头部的练习之前，要注意以下几点：

- 正确的手臂姿势：把宝宝的两侧大腿分开，注意要把他的双膝向外侧翻转。要把他尽量拉向自己，让他的膝盖接近桌子的边缘，具体做法请看第72页。用双手抓住宝宝的双肘，并把他的胳膊向前方伸展。让宝宝的手心相对，大拇指向上竖起。只有当宝宝能做到这样的姿势的时候，他才能用前臂支撑自己的身体，并且把头抬起来（如图38）。

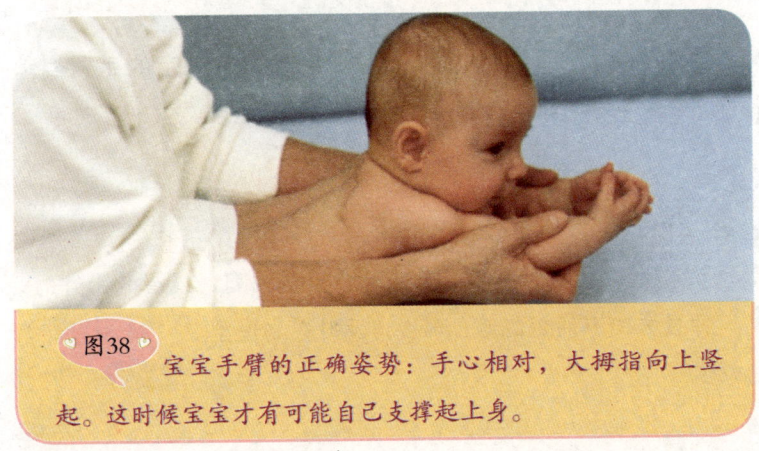

图38　宝宝手臂的正确姿势：手心相对，大拇指向上竖起。这时候宝宝才有可能自己支撑起上身。

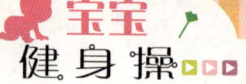

● 错误的手臂姿势：有的宝宝在做这样的练习时，双臂是向内侧旋转的，也就是说手是蜷起的，整个手是握紧的状态，大拇指藏在手掌中看不到，而且手是朝向桌面的。

如果宝宝的手是这种姿势的话，说明宝宝还不能用双前臂支撑起上身直立，或者抬起头部（如图39）。

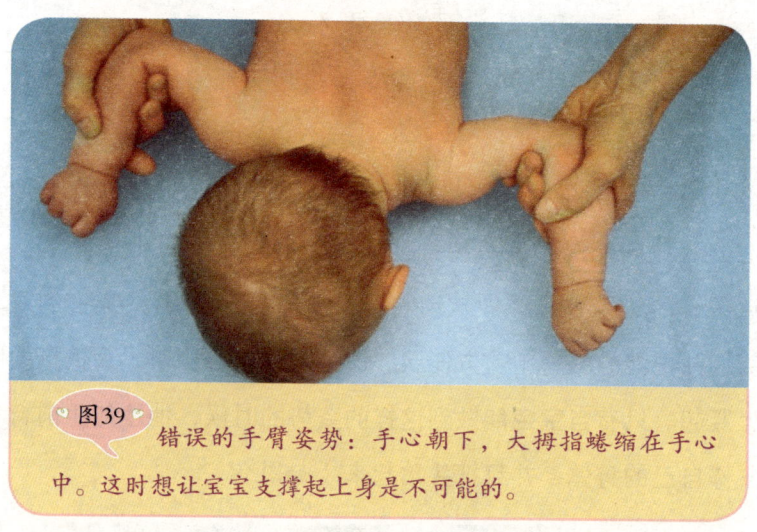

图39　错误的手臂姿势：手心朝下，大拇指蜷缩在手心中。这时想让宝宝支撑起上身是不可能的。

所以在做下面的练习之前，一定要注意宝宝的手臂姿势是否正确。

小贴士

如果宝宝的手臂向上伸时会出现问题，或者是手臂的伸展方向有问题的话，那么请及时咨询医生。

打开双手的练习可以作为帮助宝宝抬起头部的练习

这个练习有助于锻炼宝宝脖颈后方的肌肉、胸部、脊柱和背部肌肉。

让您的宝宝俯卧在给他换尿布的桌子上。把自己的上半身置于宝宝分开的双大腿之间,这样也可以让他的腹部保持贴在桌面上,膝盖以下的小腿部分可以自由活动。

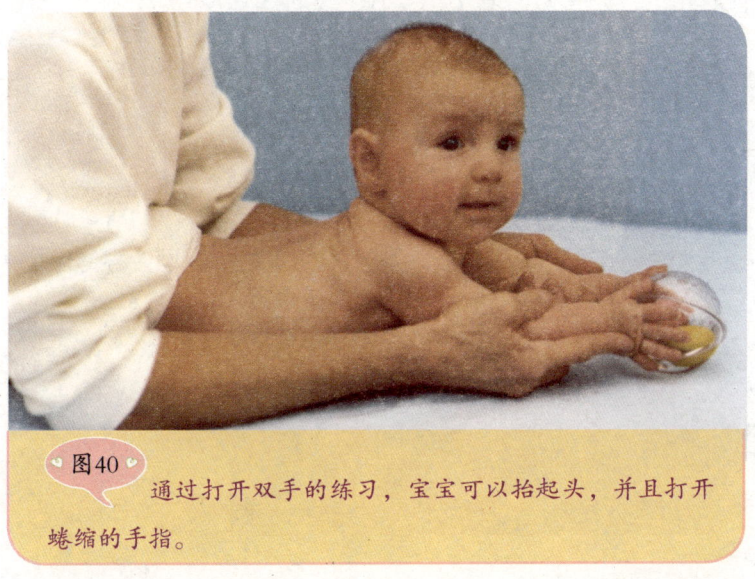

图40　通过打开双手的练习,宝宝可以抬起头,并且打开蜷缩的手指。

然后把宝宝的手臂尽量向前方伸展,让他的双手可以相互碰到,胸部自然而然地抬起。现在宝宝的双手可以互相摆弄,把他的双手指向外打开,一直到他可以自己打开双手为止(如图40)。也可以在宝宝的双手前方放一个玩具。宝宝在这个游戏的过程中,就会自然而然地尽量抬高头部,从而使得他

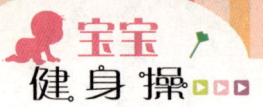

的颈部和背部肌肉也可以得到锻炼。

针对蜷起的拇指的一种特殊练习方法

有的宝宝四指都已经打开了,只有大拇指仍然蜷缩在手掌内(如图41)。

但是为了抓东西,宝宝必须要能够灵活运用自己的大拇指才行。

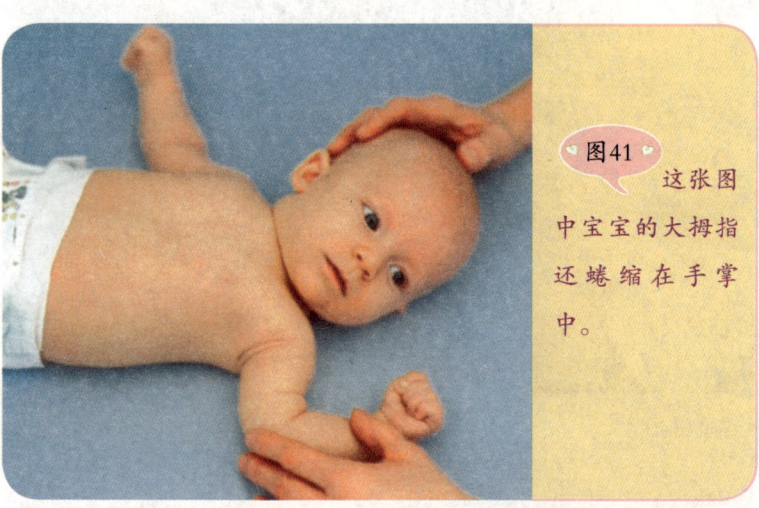

图41 这张图中宝宝的大拇指还蜷缩在手掌中。

小贴士

如果宝宝在玩玩具的时候,拇指依然蜷缩在手心中,那么请您一定咨询医生。

让宝宝以俯卧姿势趴在桌子上。握住宝宝一边的手肘,把这侧手臂轻轻地伸向前方。旋转宝宝的手肘,让他的拇指向上竖起。如果宝宝的手指没有向上方竖起,那么父母可以用手把他的手轻轻地将开。经常重复这个动作的话,宝宝的大拇指就可以向上方竖起了(如图42)。

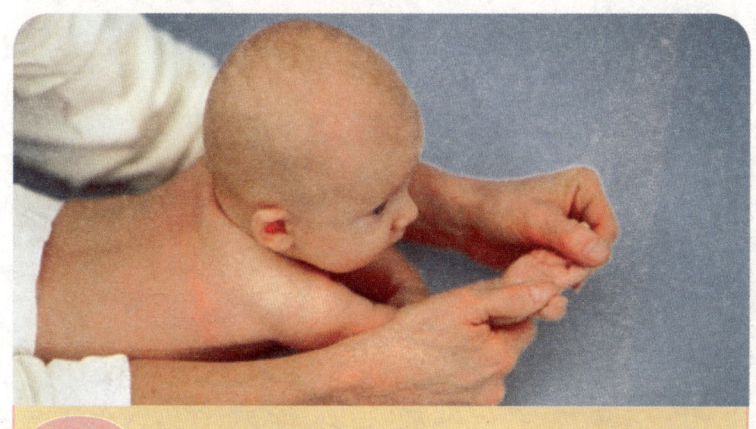

图42　针对蜷起的拇指的特殊练习。握住宝宝的肘部,把他的双手拉向前方,宝宝的手掌位于身体的中间部分。这时候父母可以不断地将宝宝的拇指,让他的大拇指伸向上方。

 直立练习

练习俯卧姿势这个动作时,宝宝的背部肌肉和颈部肌肉都能得到伸展和锻炼。

3～4个月的宝宝已经可以微微抬起胸部了。这种向上抬起胸部的力量可以通过一些练习来加以锻炼。

用一只手压住宝宝的臀部,让他的臀部和大腿贴在桌面上。用另一只手扶住他的肘部,对他起到一定的支撑作用。并且把宝宝的双肘握在一起,这样他的双手可以互相触碰。现在将宝宝的肘部向上抬起,这样他的胸部就从桌面上抬起来了(如图43)。通过这样的练习,宝宝的头部也抬了起来,而且他的脊柱也得到了伸展和锻炼。

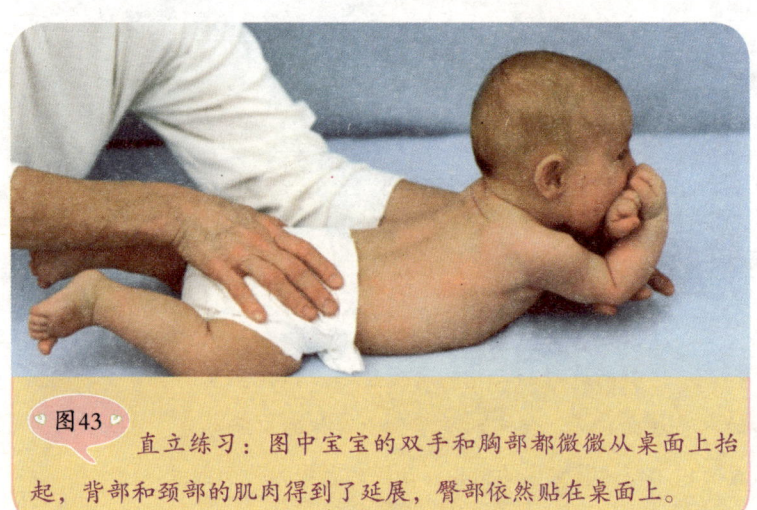

图43 直立练习:图中宝宝的双手和胸部都微微从桌面上抬起,背部和颈部的肌肉得到了延展,臀部依然贴在桌面上。

有针对性的足部按摩

从宝宝3个月开始,您就可以给他做这样的足部按摩了。

让宝宝以俯卧姿势趴在桌子上,令他的臀部和大腿贴在桌面上,把小腿向上方蜷起,这样他的小腿和大腿之间就形成了大约90度的夹角,双膝远远分开(如图44)。

先把宝宝的两脚分开,用中指按住他脚踝和脚的外侧,用食指把他所有的脚趾都推在一起（如图45）。现在父母再用拇指把他的脚趾向外侧翻转，只让脚的外侧碰到一起。

> **给父母的小建议**
>
> 　　这种练习能够促进宝宝足弓的发育，预防出现扁平足的现象。

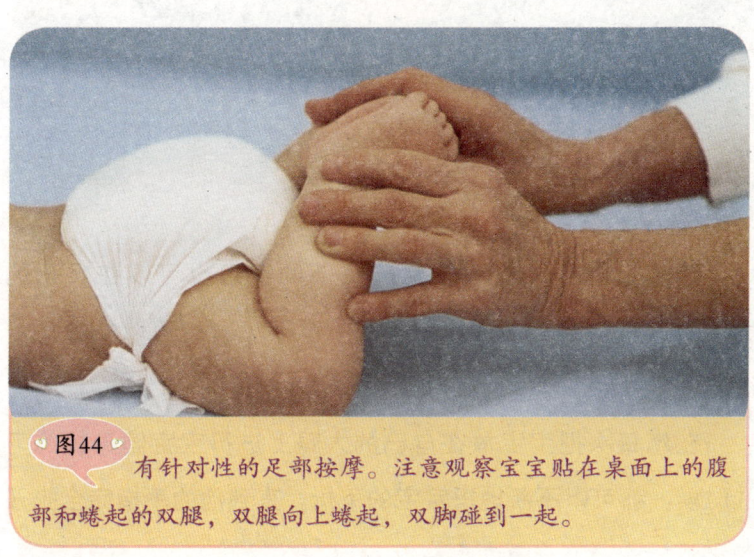

图44　有针对性的足部按摩。注意观察宝宝贴在桌面上的腹部和蜷起的双腿，双腿向上蜷起，双脚碰到一起。

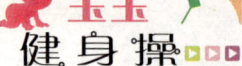 宝宝健身操

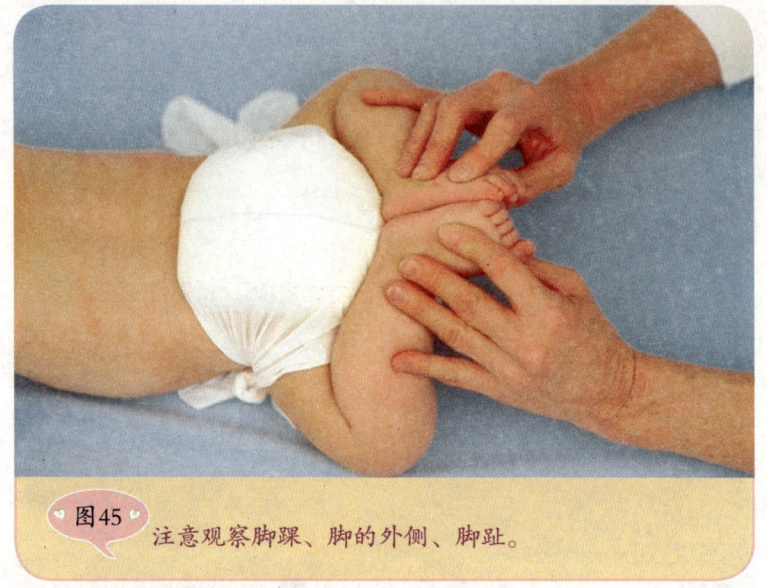

图45 注意观察脚踝、脚的外侧、脚趾。

 宝宝俯卧在父母大腿上的健身操

给宝宝做伸开双手和抬起头部的练习也可以在父母的大腿上进行，这样的话您就不需要桌子了。您可以坐在椅子上，也可以坐在地上伸直双腿。

在您每次把宝宝放在自己的大腿上进行宝宝健身操练习的时候，都可以不断地捋宝宝的手指，直到他的手指完全张开为止。

您也可以在镜子面前做这些练习，这样您就可以通过镜子看到自己的姿势，从而做出更好的调整。宝宝也可以从镜子中看到他自己，从而刺激他进一步抬起头，这样练习的时候，乐趣会大一些。

让宝宝以俯卧的姿势趴在您的双腿上时，注意一侧腿要微微高于另一侧腿，然后把宝宝的双肘放在高的一侧腿上。这样宝宝身体的重量就会落在他的臀部和腿部上，从而有利于减轻宝宝抬头的困难。

🟠 手肘支撑身体练习。把宝宝的双肘放在您的手中，将他的胳膊尽量向前伸，双手间要有一定的距离，双肘依然在您的双手中。然后把宝宝的双手放到他的嘴前，他就会把手放进自己的嘴里。您的手起到支撑作用，这样有利于减轻宝宝双臂的压力。

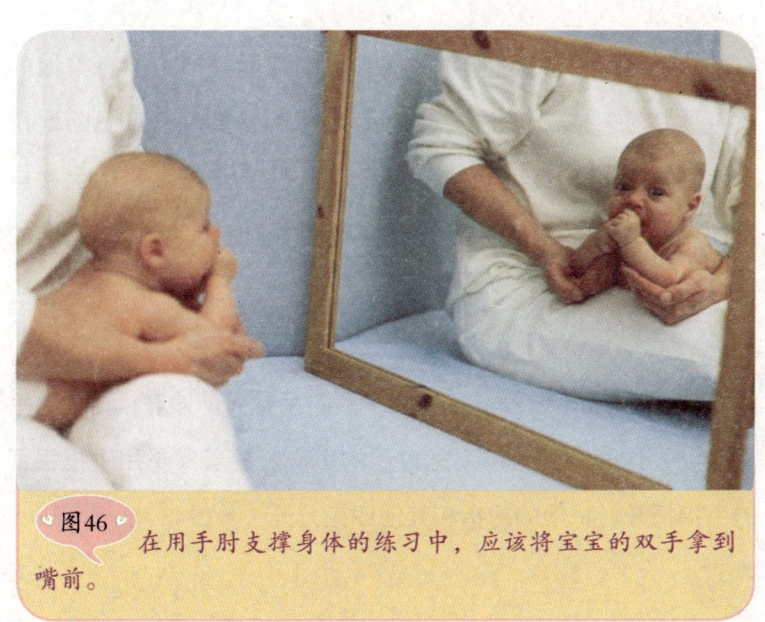

图46 在用手肘支撑身体的练习中，应该将宝宝的双手拿到嘴前。

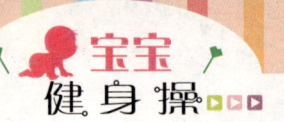

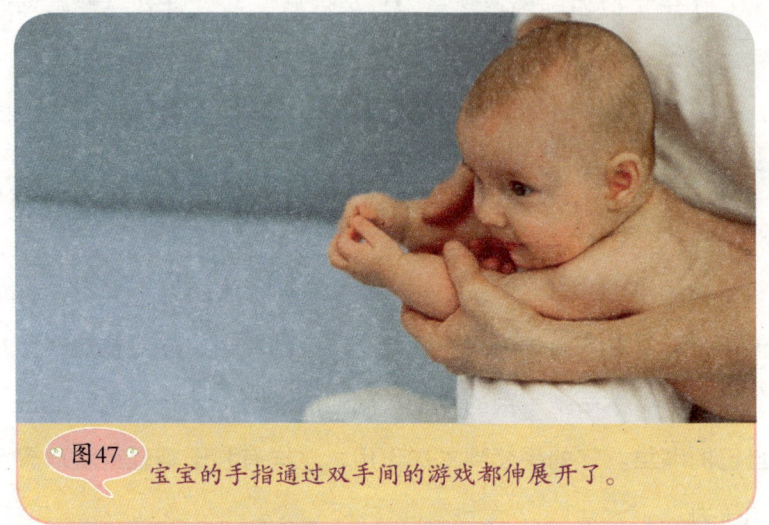

图47 宝宝的手指通过双手间的游戏都伸展开了。

● 手和手之间的互动。把宝宝的双肘向前方伸,将他的双手并拢在一起。要注意应让宝宝的手心相对,且不断地打开宝宝的手指,直到他的手指可以自己伸开为止。宝宝会自然而然地抬起头部,并且这种姿势也能加强宝宝背部肌肉的锻炼。

● 伸展双手游戏。把宝宝一侧的手臂向前伸直,让他的手心向上,这时宝宝可以看见自己的手心。接着父母用手把宝宝的手指捋开,将他的拇指和其他四指分开(如图48)。

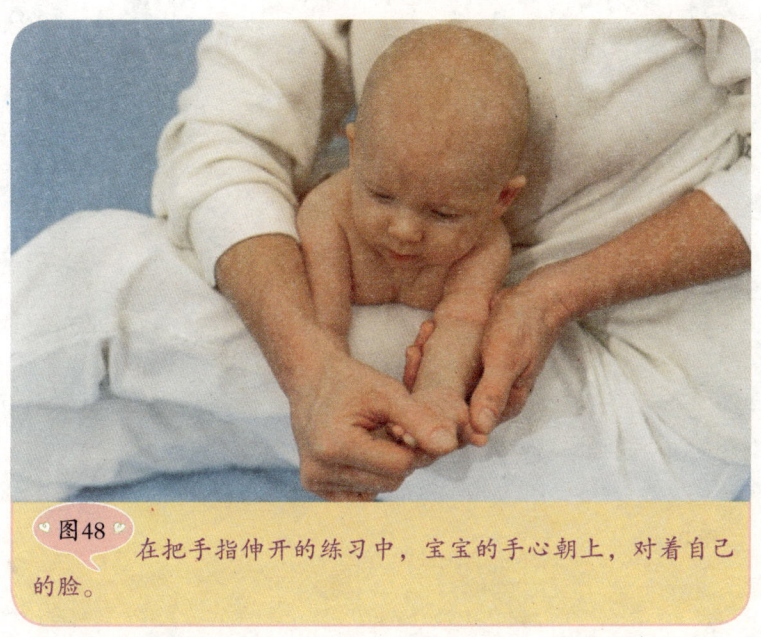

♥图48 在把手指伸开的练习中,宝宝的手心朝上,对着自己的脸。

给父母的 小建议

这种练习能够帮助宝宝自由地移动双手。

● 移动双腿练习。让宝宝俯卧在您的大腿上。用一只手把宝宝的肘部向前伸,用另一只手抓住宝宝的膝部,将其膝部向外弯曲(如图49)。

宝宝健身操

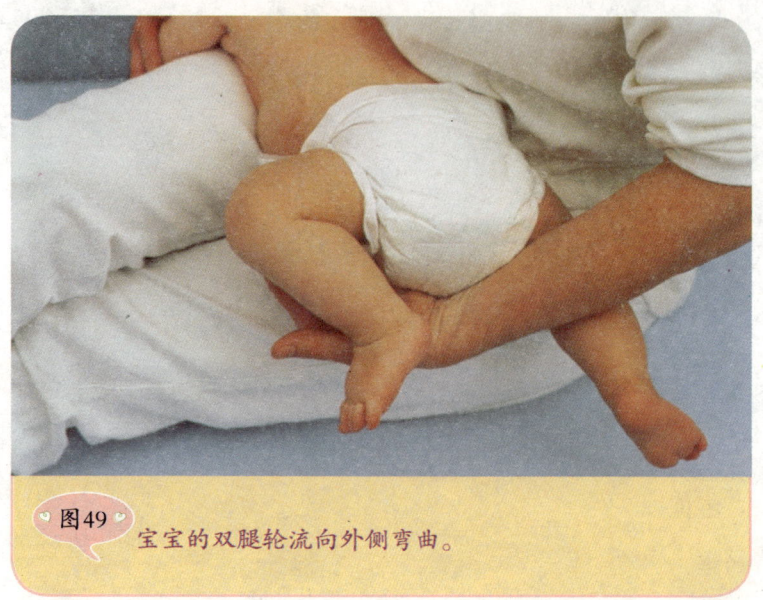

图49　宝宝的双腿轮流向外侧弯曲。

给父母的小建议

为了给宝宝学爬做准备，要练习他腿部蜷曲的力量，两侧腿要交替练习。

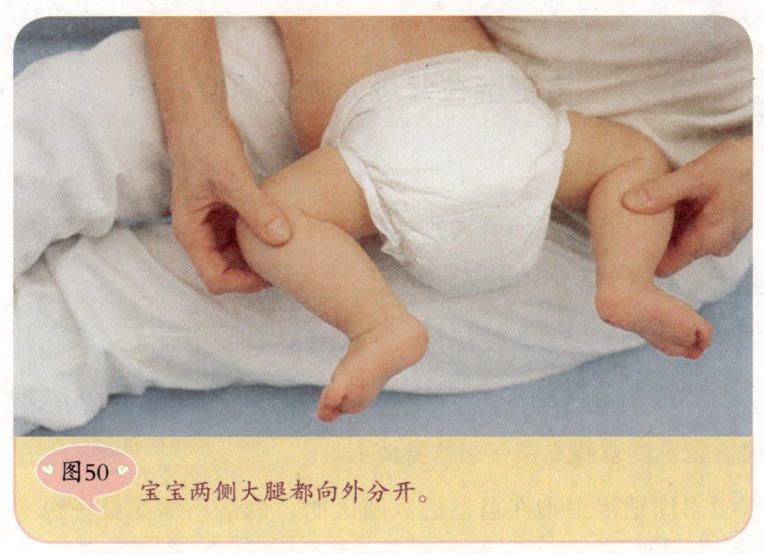

图50　宝宝两侧大腿都向外分开。

◉ 两侧伸腿练习。让宝宝取俯卧姿势，让他的腹部贴在您的大腿上，将其双腿弯曲，向两侧分开，膝部向外翻转。注意观察宝宝的脚部活动，他的脚会随着膝盖也向外翻转。

给父母的小建议

做这个练习时，宝宝的臀部和双脚都能得到运动（如图50）。

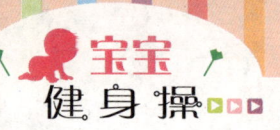

宝宝躺在父母大腿上的健身操

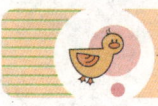

您可以背靠着墙壁或别的固定物体坐下,大腿和膝盖蜷起,最好是坐在地板上。

让宝宝躺在您的大腿上,用您的双膝支撑他的头部(如图51)。

把宝宝的两腿和膝盖蜷起,让他的大腿分开,两脚相碰。宝宝的双腿支撑在您的身体上。

当您把宝宝抱在自己的大腿上时,您既不需要桌子也不需要毯子,让他的身体和您的身体直接接触,这样宝宝还能和您有目光交流。

通过下面介绍的练习,使宝宝在游戏的过程中可以有目的地锻炼自己的双手。

这种健身操可以让宝宝了解自己的身体和脸颊,也能帮助他认识母亲的面容和观察到离他最近的周围环境。

如果母亲常常抚摸宝宝,他就可以很快学会伸开双手。

 手和手之间的互动

用双手扶住宝宝的双手,把他的双手握在一起。

母亲要不停地抚摸宝宝的双手,直到他的手能微微张开

（如图51）。注意宝宝的两手心要彼此靠近。

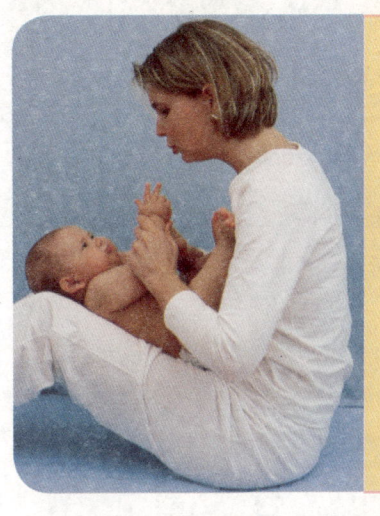

图51　手和手之间的互动，能使宝宝的双手渐渐展开。

 宝宝双手和母亲的脸之间的互动

母亲握住宝宝的手肘，把他已经伸展开的双手拿到您的脸上（如图52）。用宝宝的双手轻轻地抚摸您的脸颊、头发、鼻子、眼睛和嘴。

您能够感觉到，宝宝是很喜欢触摸您的脸颊的。这同样也能带给宝宝乐趣，让他了解自己的双手。

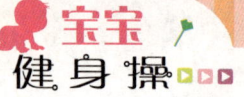

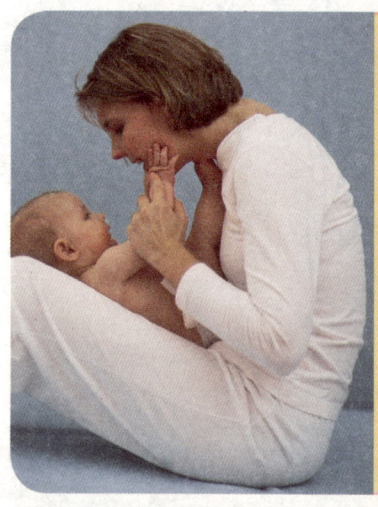

💬 图52　宝宝的双手和母亲的脸之间的互动：宝宝正在用展开的双手来抚摸母亲的脸颊。

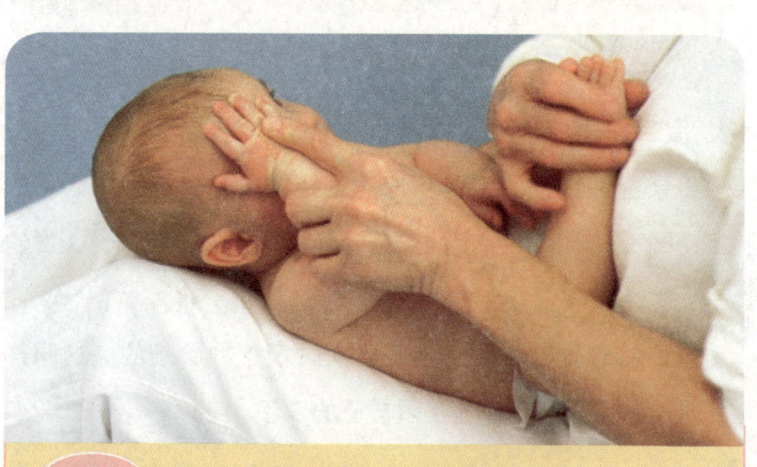

💬 图53　宝宝单手和自己的脸之间的互动：宝宝单手伸向自己的面部，肘部蜷起。

宝宝单手和自己的脸之间的互动

宝宝的双腿依然是蜷曲着的。现在握住宝宝的手肘,把他的手拿到他自己的脸上。注意,要尽可能地把宝宝的手向上放,让他的手能尽量碰触到整个头部。宝宝的拇指在远离您的方向。握住宝宝的手,让他用手慢慢地抚摸自己的面部。注意宝宝的手应该是展开的(如图53)。

 宝宝双手和自己的脸之间的互动

如果您每次只练习一侧手臂,那么请您一定要改正这个习惯,让两侧手臂交替练习。需注意的是,两只手臂在做练习的时候,要尽量保持同一角度。当宝宝的两只手臂都能轻易抬起的时候,您就可以让他的两只手臂同时进行练习了(如图54)。

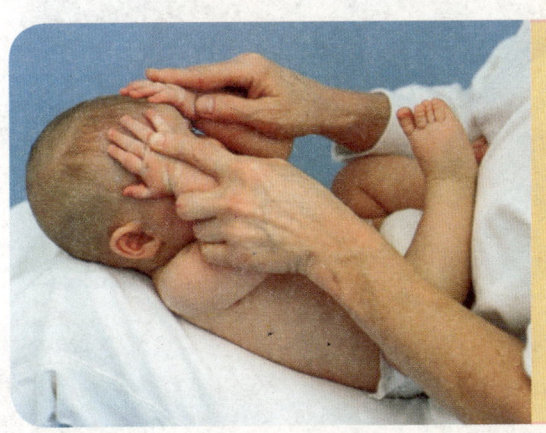

图54 宝宝双手和脸之间的互动:两只手都伸向自己的面部,手肘蜷曲,双手手指展开。

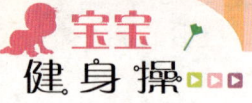

宝宝双脚的练习

让宝宝躺在您的大腿上（如图55）。把宝宝的大腿分开，然后把膝盖蜷曲到他的脚后跟可以相互触碰到的程度（如图56）。在这个练习中，宝宝的脚踝和脚掌外侧应该能够互相碰触到。

小贴士

在这个练习中，宝宝能够看到自己双脚的内侧。

通过这个练习可以加强宝宝足弓的发育，这对他以后学习走路和跑步是非常重要的。除此之外，通过这个练习也能锻炼宝宝将来走路和站立时所需的负重能力。

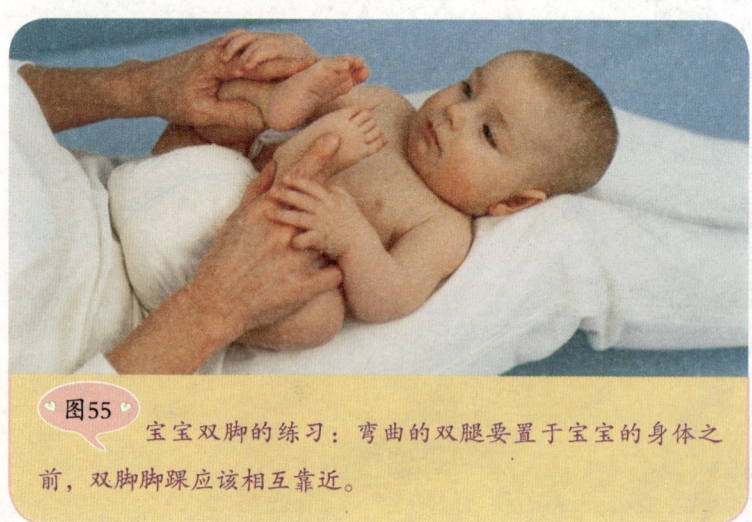

图55　宝宝双脚的练习：弯曲的双腿要置于宝宝的身体之前，双脚脚踝应该相互靠近。

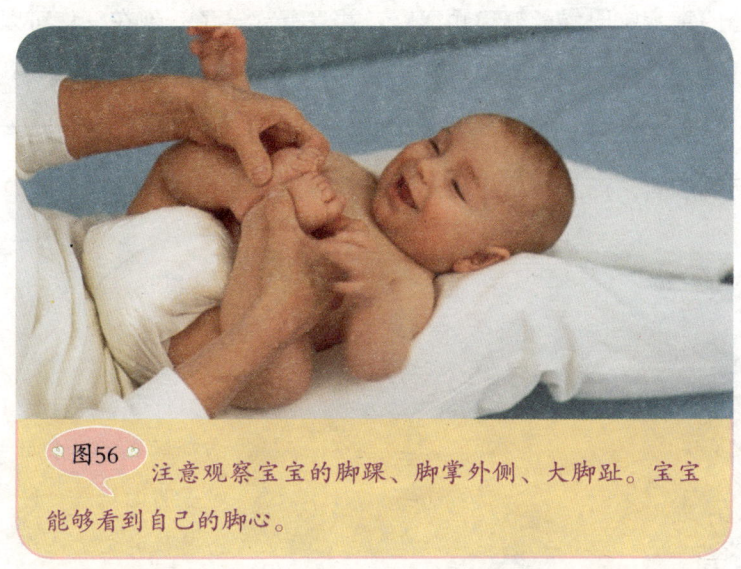

图56 注意观察宝宝的脚踝、脚掌外侧、大脚趾。宝宝能够看到自己的脚心。

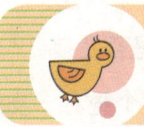 如何判断3~4个月的宝宝的仰卧姿势是否良好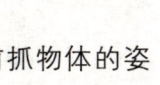

注意观察宝宝躺着的时候手脚在自己身体前抓物体的姿势（如图57）。

宝宝仰卧的时候也可以做健身操，这些健身操可以帮助身体健康的宝宝发展运动机能。

把宝宝的衣服脱下，让他平躺在您的面前。这时仔细观察您的宝宝都可以做些什么。您首先肯定会确认一点，那就是

宝宝健身操

您的宝宝这时候能够环顾四周，并且喜欢笑了。现在，您可以从头部开始观察宝宝的身体了。

宝宝的头部位于身体的中线上，并且可以自由地向左右两侧旋转，而且在旋转头部的时候背部不会离开桌面。

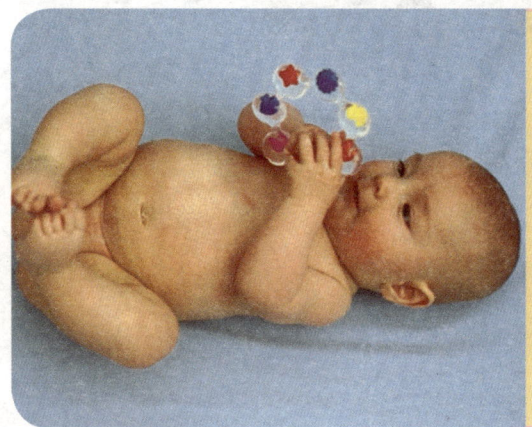

图57　图中是3～4个月的宝宝正确的仰卧姿势。注意观察宝宝抓东西时手脚的状态，这个时候的宝宝已经学会了手脚并用。

● 您可以按照以下步骤来检查宝宝仰卧姿势是否正确：

把一个摇鼓放在宝宝面前，让他能够看到这个摇鼓。如果宝宝能够伸手去抓它，就把摇鼓拿到宝宝右边和其身体中线呈90度的地方。此时您能够看到，宝宝的目光会随着摇鼓的移动而移动，为了能够继续看到摇鼓，他会把头转向右边。

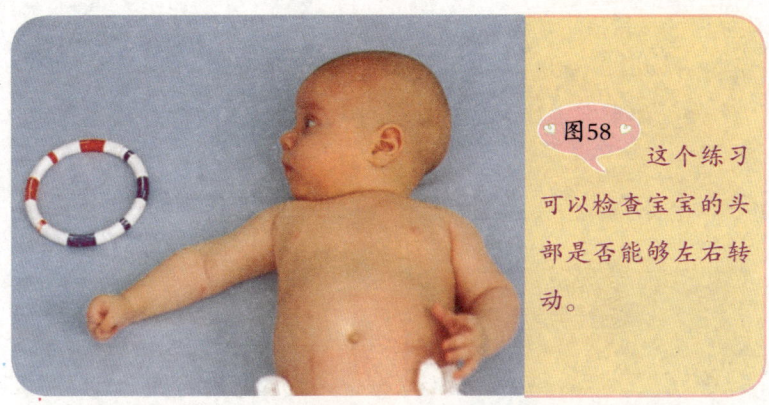

图58 这个练习可以检查宝宝的头部是否能够左右转动。

这个年龄的宝宝已经能够经常把手放在身体前面玩耍，并且会把手指放进自己的嘴里了。宝宝会尝试去抓住某个玩具。当父母把玩具递给他的时候，他已经能够抓住玩具了。这就是所谓的"眼睛、手、嘴之间的游戏"了。

宝宝的身体是否是正直的，这一点您可以通过下面的方法来检测：

想象一条从宝宝身体正中穿过的直线，这条直线经过他的鼻子、下巴、胸骨、肚脐和耻骨。这条中线的两侧，也就是宝宝的左侧和右侧的肌肉发育情况如果是一致的，则能判断出宝宝的发育比较好。

图59中宝宝的身体就是正直的。

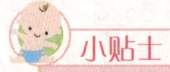

小贴士

如果宝宝的身体总是歪向一侧的话,请您仔细咨询医生。

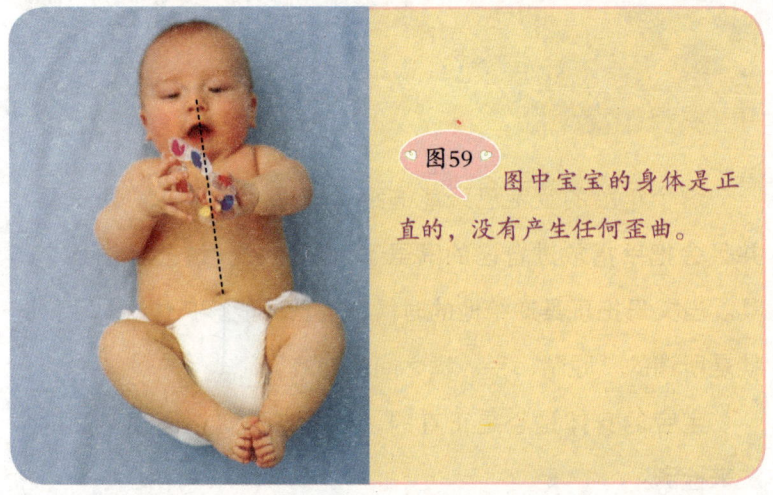

图59 图中宝宝的身体是正直的,没有产生任何歪曲。

让宝宝的背部和臀部依然贴在桌面上,弯曲他的大腿和膝盖。

用手抓住宝宝的小腿,把他的膝盖尽可能地向其身体两侧拉开,再把他的双腿向身体的方向弯曲并且蜷起,最后用手指握住宝宝的脚踝让他的双脚掌碰在一起(如图60)。

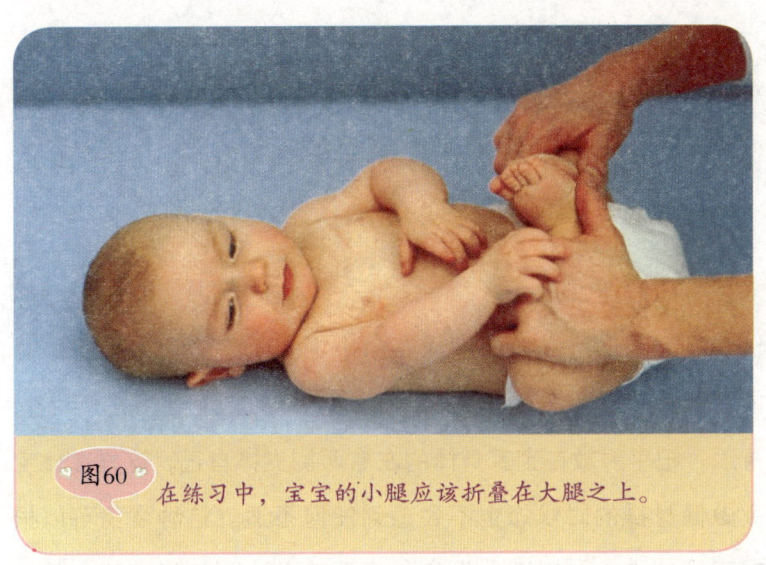

图60　在练习中，宝宝的小腿应该折叠在大腿之上。

这种蜷曲不必太过用力，而且双侧的程度和力度要均匀。宝宝的双脚可以轻轻地碰在一起，让他能够看到自己的脚心，双脚可以在空中自由玩耍和触碰。

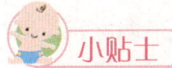 **小贴士**

如果宝宝在练习的过程中，左右两腿出现不均衡的现象，那么请您咨询医生。

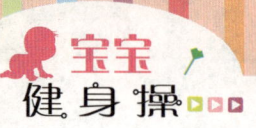
宝宝健身操

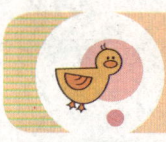 **3个月大的宝宝仰卧时做的健身操——手臂和手的运动**

 双手之间的互动

让宝宝仰卧在给他换尿布的小桌上。注意宝宝躺着的时候上半身应该是正直的。父母俯身把自己的上半身压在宝宝的身上，把手肘放在宝宝身体的左右两侧支撑自己，这样在让宝宝做健身操的时候您也不会感到任何不适。这种姿势可以根据宝宝的大小和腿部的发育程度而改变。再让宝宝的大腿蜷起，双脚抵住您的胸部（如图61）。

抓住宝宝的双肘，把他的双手放在一起。用手轻轻打开宝宝的手指，直到他的手指松开伸直为止。

有的时候，宝宝可能要过很长一段时间才能把双手伸开。您一定要耐心一点，在宝宝想要伸开双手抓东西之前，请您一直要坚持给他做这个练习，相信不久之后他的手指就都能伸开了。

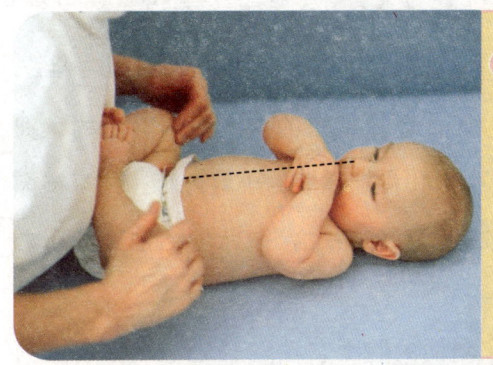

图61 3个月大宝宝的腿部姿势。这张图片中，宝宝的鼻子、胸骨中间、肚脐和耻骨在一条直线上。

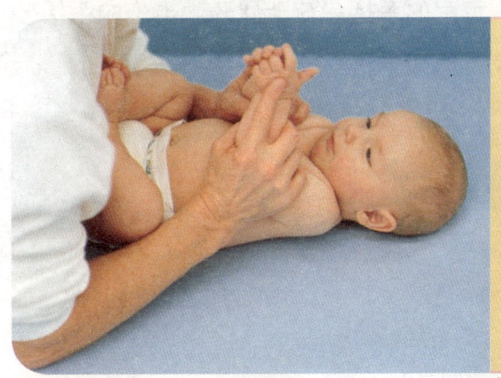

图62 宝宝双手之间的互动。宝宝的手指在游戏中伸开。

因为宝宝在练习中一直能听到您对他说话，并且看到您对她笑，因此会大受鼓舞（如图62）。

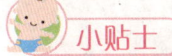 小贴士

如果您把宝宝的手拿向他的头部时，他的手却不断地掉到桌面上的话，那可不是一个好的现象。这时候您可以向医生咨询。

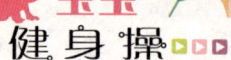

手和脸之间的互动

在这个练习中,宝宝身体的基础姿势和前面练习中的一样。

用手抓住宝宝的肘部,环住宝宝的整个手肘。您的大拇指在宝宝的小臂内侧;中指和食指在他的小臂外侧,用来支撑宝宝的手臂;食指尖放在宝宝的手上,微微地给他施加压力(如图63)。

现在把宝宝的手拿到他的脸上,让他轻轻抚摸他自己的脸颊。在这个练习中,宝宝的手指会渐渐展开。当您的手指轻轻按压宝宝手背的时候,他的手指会轻轻张开(如图64)。

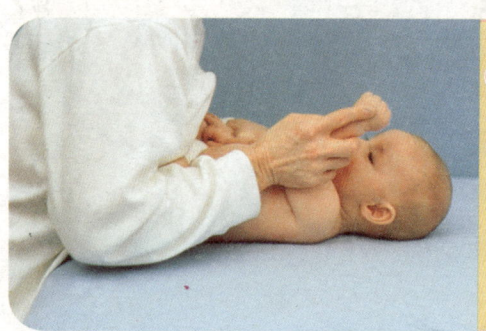

图63 在手和脸之间的互动中,父母抓住宝宝的肘部,把他的手伸向他自己的脸部。

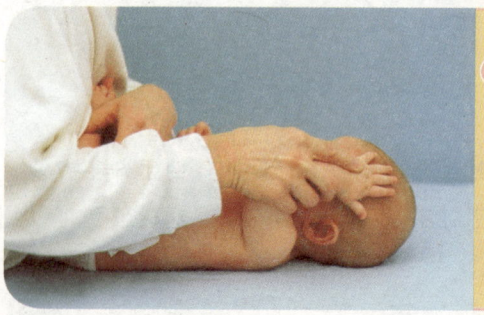

图64 宝宝的手心朝向自己的面部。在练习的过程中,宝宝的手指可以渐渐打开。

在练习时一定要注意,宝宝的手心要朝向他自己的面部。

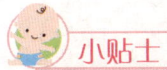 **小贴士**

如果宝宝的双手手背总是和面部相对的话,那么您一定要咨询医生或者带宝宝去就医。

 双手和脸之间的互动

在上个练习中,如果宝宝一侧的手臂已经能够做得很好了的话,您就可以让宝宝的两侧手臂同时练习了(如图65)。

把宝宝的两侧手臂都拿向他的头部,让宝宝的双手抚摸他自己的面部,最后令双手碰到一起。在这个过程中宝宝的手指会微微伸直。

您一定要注意,宝宝的手心要和面部相对。

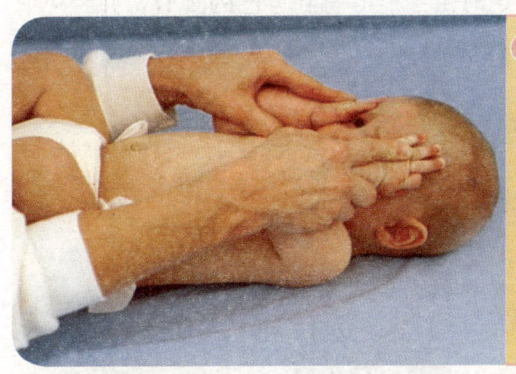

图65 双手和脸之间的互动。握住宝宝的两肘,把宝宝的手向头部抬起。宝宝的双手在游戏中会微微张开。

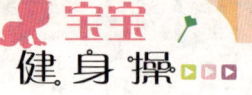

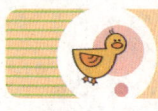 **促进双腿发育的健身操**

 脚和嘴间的互动

3～4个月大的宝宝，双腿可以在身体上方保持蜷曲。双腿分开，两膝盖向外翻转，双脚相碰。

您可以通过很多练习促进宝宝双腿的移动，在练习中宝宝也能认识自己的双脚。

宝宝以仰卧的姿势躺在您的面前，他的头部和身体上身应保持正直。抓住宝宝的大腿，把您的小拇指放在宝宝膝盖内侧，大拇指抓住他的脚踝，食指放在宝宝的脚外侧并且向他的脚丫微微施加压力。这时宝宝能够看到自己的脚心，并且可以抓住自己的脚趾（如图66）。

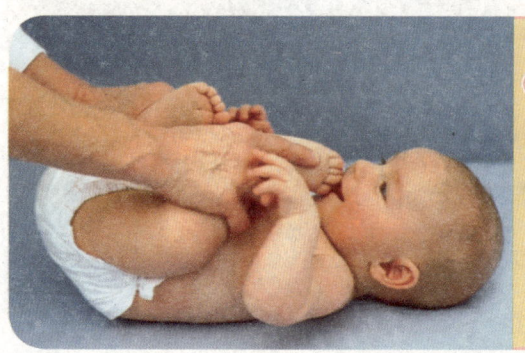

图66 脚和嘴间的互动。把宝宝的双脚轮流放到他的嘴边。

现在把宝宝的大腿放在他的肚子上方，让他的双脚能相互触碰。这样的游戏能让宝宝感到非常快乐。当您把宝宝的双脚相互摩擦，并将其轮流放在他嘴边的时候，宝宝更是能获得极大的乐趣。

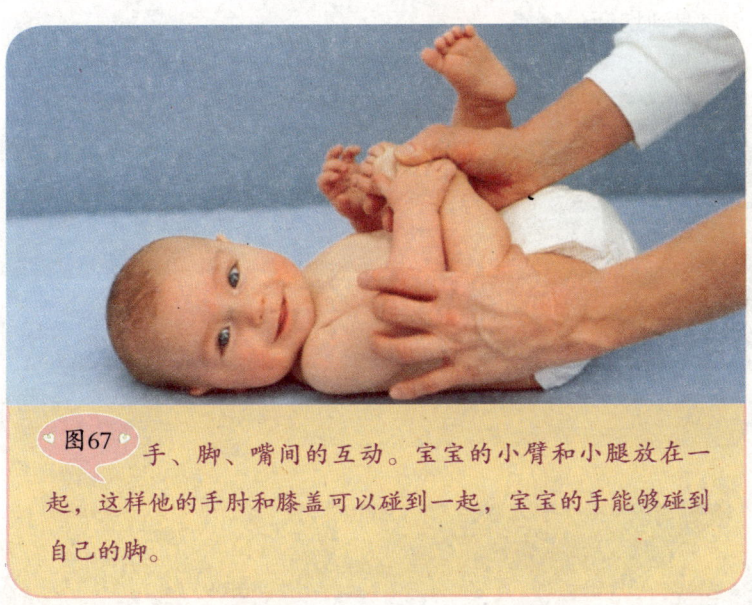

图67 手、脚、嘴间的互动。宝宝的小臂和小腿放在一起，这样他的手肘和膝盖可以碰到一起，宝宝的手能够碰到自己的脚。

🐦 手、脚、嘴间的互动

在这个游戏中用到了宝宝的双手，这样他可以通过双手来了解自己的双脚。

把宝宝的手放在脚丫的外侧。宝宝的小臂和小腿相贴，这样宝宝的手肘和膝盖就能够碰到一起了（如图67）。

现在用您的手把宝宝的小臂和小腿抓到一起。把您的小

宝宝健身操

拇指放在宝宝的手肘上,大拇指放在他的脚踝处,食指放在他的手臂上(如图68)。现在把宝宝弯曲的双腿拉向上方,他会用手把自己的脚丫或者手指放入嘴中(如图69)。

把宝宝的左脚和右脚轮流放到他的嘴边,因为两侧的腿应该得到均衡的锻炼。

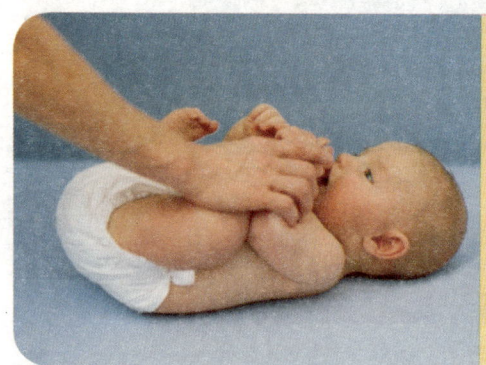

图68 手、脚、嘴间的互动。宝宝用手把自己的脚趾放到嘴中。

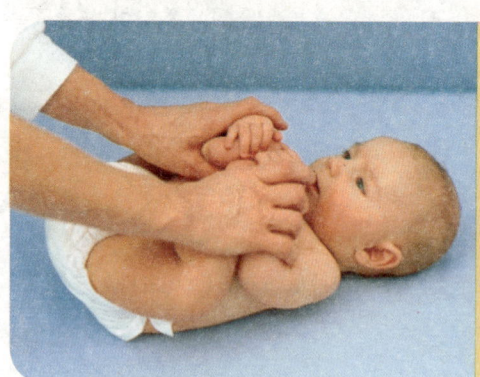

图69 宝宝用双手握住自己的双脚,并且轮流把左右脚放到自己的嘴中。

 **小贴士**

如果您把宝宝的小腿和手肘拉到一起时,他的头部会往后方仰,并且下巴不再贴着胸部的话,您应该尽快带宝宝去就医。因为这点在医生看来是很不正常的表现。

 对角线方向的手、嘴、脚间的互动

一只手握住宝宝一侧的手肘时,另一只手把另一侧的脚送到他的手中,把宝宝的手和脚捏在一起(如图70);另一侧也重复同样的动作。首先是让宝宝的右手握着左脚,然后再用左手握着右脚。这种练习能够帮助宝宝更好地开发两侧身体。

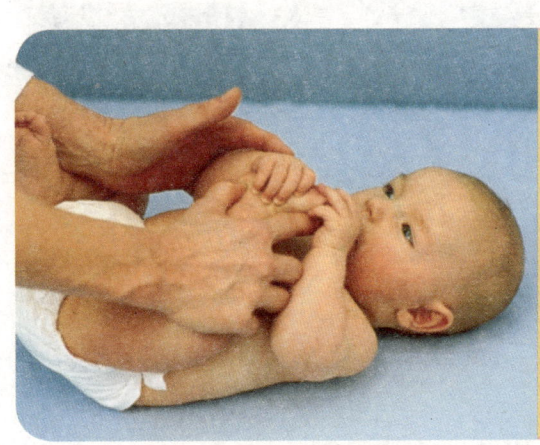

图70 在对角线方向的手、嘴、脚间的互动中,让宝宝用右手抓住左脚或者是左手抓住右脚。

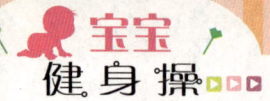

头部轻微抬起时眼睛、手、脚间的互动

让宝宝躺在您面前的桌子上。

首先用一只手托住宝宝的头部,另一只手把他蜷起的腿抬高,把宝宝的两腿和两脚并拢,大腿和膝盖弯曲,再把大腿分开。然后把宝宝的头从桌面上抬起,让他的下巴能触碰到胸部(如图71),再用另一只手把宝宝的脚放到他的嘴边。

给父母的小建议

当这种练习做过一段时间之后,您就能发现,宝宝自己就能向上弯起双腿,把双脚放进嘴里了。

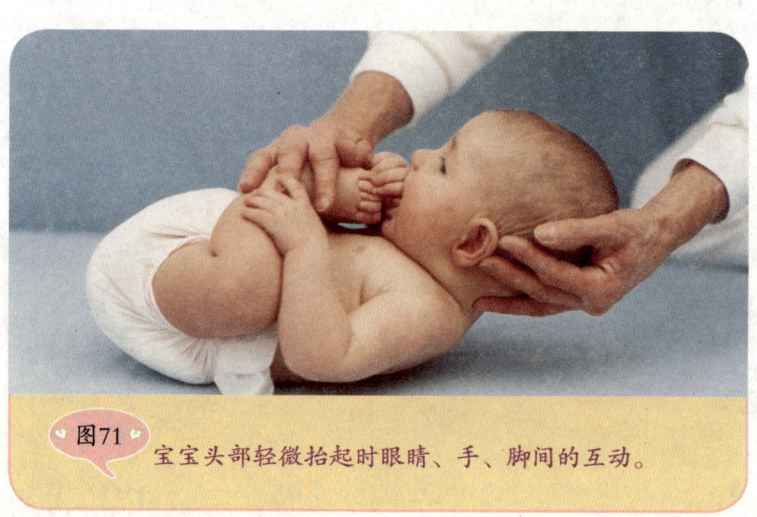

图71　宝宝头部轻微抬起时眼睛、手、脚间的互动。

仰卧时特别的双脚游戏

让宝宝仰卧在您的面前,将其大腿和膝盖弯曲(如图72)。用您的双手握住宝宝的小腿,把膝盖尽可能地向两侧拉开,让他的双脚相碰(如图73)。用您的拇指把宝宝的脚外侧和脚踝拉开,用食指把他的脚趾展开,这样宝宝就能够看到自己的脚心了(如图74)。

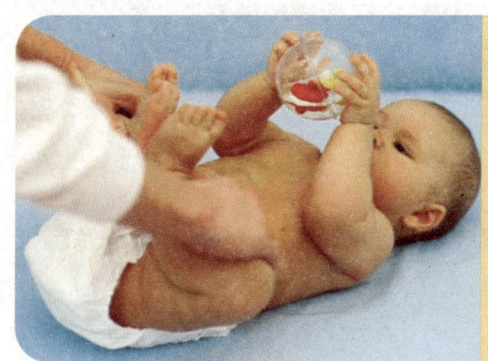

图72 仰卧时特别的双脚游戏。仔细观察宝宝把腿弯曲伸到自己肚子上玩耍的情况。您可以用大拇指按压宝宝的脚掌外侧。

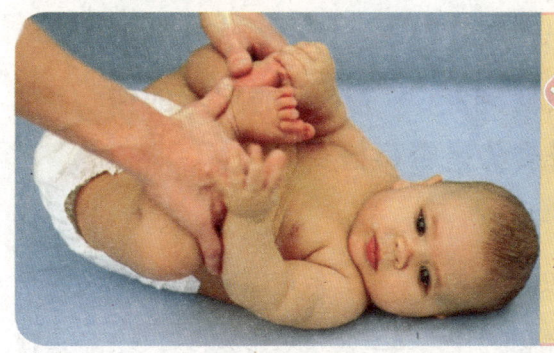

图73 这张图片中宝宝的脚踝、脚掌外侧和脚趾都碰到了一起。

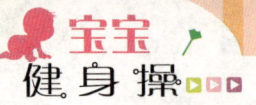
宝宝健身操

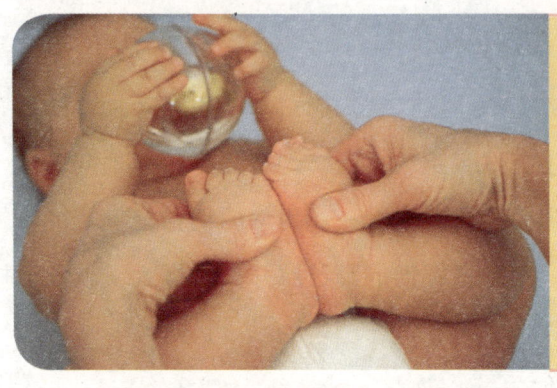

图74 宝宝的脚跟和脚掌外侧互相触碰，使得他能够看到自己的脚心。

从现在开始，您就可以给宝宝做这种练习了。

> 宝宝站立时脚掌的承重点在脚后跟、脚掌外侧、大脚趾和其他脚趾上。

通过帮助宝宝做把脚趾伸展开的练习，也可以锻炼宝宝的足弓发育。

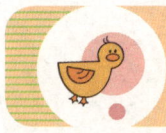 **如何判断6～7个月的宝宝的俯卧姿势是否良好**

注意观察图75中宝宝的姿势，他能用手臂和腹部支撑自己的身体（本书第33页中"宝宝正常运动发育过程中的里程碑"这部分内容有详细的介绍）。

在开始给这个年龄的宝宝做健身操之前,要仔细观察他的身体发育情况,观察时要从头部开始:

宝宝的头部可以任意转向左边或右边,并且在仰卧时能够抬到和水平面呈90度角的位置。

在俯卧时可以把胸部从桌面上抬起,腹部会时不时地接触到桌面,头部、胸部可以通过宝宝双手的支撑而离开桌面。

宝宝的脊柱从后脑下方到臀部形成一个流畅完美的弓形。您要注意检查,宝宝的脊柱从上方看上去不能歪斜,不能偏向左边或者右边,要在身体的正中间才行。宝宝的手臂可以伸直,肘部不弯曲,他能用放在桌面上的双手支撑自己的身体,他的手指已经能够完全伸开,并且能放在肩膀之前。7个月大的宝宝已经能很好地支撑自己的身体了,有的时候甚至可以自己向前移动。医生常说宝宝的这种支撑身体的动作是为了爬行做准备。

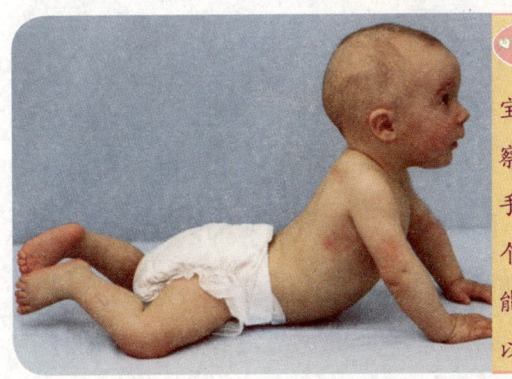

图75 6~7个月的宝宝的俯卧姿势。注意观察他的姿势,宝宝用双手和腹部力量支撑起整个身体,头和胸部已经能离开桌面,腹部也可以时不时地离开桌面。

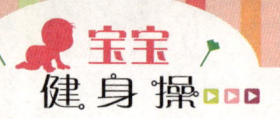

宝宝的髋骨部位依然贴在桌面上。

宝宝的双腿向外侧蜷起，大腿部位都贴在桌面上，膝盖弯曲，小腿向上中跷起，脚丫可以互相触碰。

早些年的时候，很多人都认为6~7个月的宝宝已经可以坐了，并且也应该让宝宝多坐坐。其实这个时候可以让宝宝坐几分钟，但是绝对不能让他独自坐下。

父母们一定要仔细考虑这个问题：

过早地让宝宝坐下，对他的发育没有一点好处，有的时候甚至会造成宝宝脊柱发育障碍。

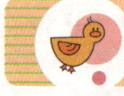 **6～7个月大的宝宝正常俯卧时的健身操**

 弯曲双肘双手分开练习

让宝宝俯卧在给他换尿布的桌子上（如图76）。让他的姿势如图68中一样。让他躺在您的正前方，头在身体的正中。请您尽量弯下上身，让您的头部正好在宝宝的头部上方。把一只手轻轻地放在宝宝的额头上，用另一只手把他的手肘向上方弯曲，让他能够摸到自己的耳朵，这时您能看到宝宝的手心向上。用您的大拇指和食指支撑宝宝的小臂，食指大概放在宝宝的手掌处，对他的手掌微微施加压力。

用宝宝的手抚摸您的脸部和嘴，直到他的手可以张开为止。当您用按在宝宝手掌上的食指微微按压他的手时，宝宝能够更容易地伸开五指。

当宝宝的大拇指可以伸开之后，其余四指也就比较容易伸开了。请您一定要注意，宝宝的手心要朝着您的面颊。您可以让宝宝通过练习展开大拇指再进一步展开所有的手指。这种练习对他的手部发育是很有帮助的，通过抚摸妈妈的面部以及做手指弯曲和伸展的练习，让宝宝能够更灵活地运动双手。

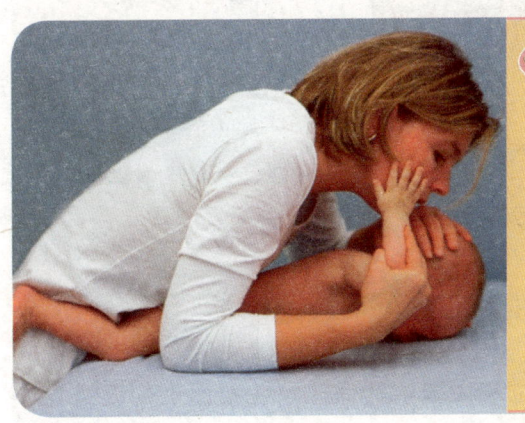

图76 在这个练习中，您用手托住宝宝的手肘，让他的手臂向上弯曲；食指在宝宝的手背上微微施加压力，让他的手指展开。

 用伸直的双臂和臀部支撑身体

通过这个练习您能够锻炼宝宝肘部的灵活性，也就是说宝宝肘部的延展性得到了锻炼，从而使得宝宝自己能够抬高头部，脊柱自然而然地得到伸展。您可以观察到宝宝背部从后脑下方到臀部之间的脊椎形成了明显的弓形。

这种练习不仅能够锻炼宝宝肘部的支撑能力，而且也能锻炼到宝宝的背部肌肉。

 抓住宝宝的肘部和小臂来锻炼宝宝的支撑能力

把宝宝放在您的面前，把他的双腿尽可能地分开。您的身体应位于宝宝两腿之间。

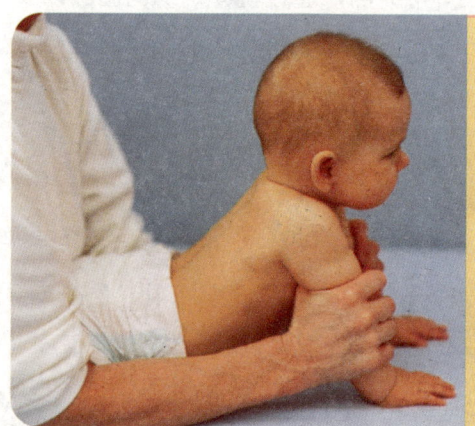

图77 抓住宝宝的肘部和小臂来锻炼他的支撑能力。宝宝的髋骨部位和大腿都贴在桌面上。

宝宝的髋骨部位和大腿依然保持贴在桌面上的姿势，小腿可以自由地活动。

用您的手握住宝宝伸展开的手肘和小臂，把他的手臂向前拉，让他用手掌支撑身体，手掌位于肩膀之前（如图77）。

您最好把小臂放在桌子上以支撑您自己的重量，这样您在帮宝宝做健身操的时候就不会感到不舒服。

用您的双手把宝宝的手臂往下按压，这样他的手指就能全都展开。

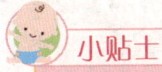 小贴士

如果您的宝宝在做这个练习的时候，手一直保持握着的状态并且手掌转向外侧的话，请您向医生咨询。

 肘部、大拇指压力练习

当您观察到宝宝已经可以自己伸直手肘的时候，您就可以不再像之前一样用力地支撑宝宝的手肘和小臂了。您只需用大拇指微微按压他的肘部，来帮助他伸直手臂就行。

当宝宝可以自己毫无困难地伸直双臂的时候，您就可以不再使用这种外力帮助了。这个时候宝宝能够抬高头部，并且能用伸直的手臂支撑身体，延展背部肌肉。

 向前方向的手推车式练习

练习这个动作的前提条件是宝宝已经能够用伸直的双臂支撑自己的重量了。只有宝宝能做到这点的时候才能做手推车式练习。

您可以通过观察宝宝是否能伸直手臂来判断他的双手是否可以支撑自身的重量。

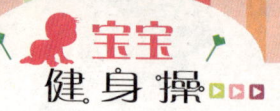
宝宝健身操

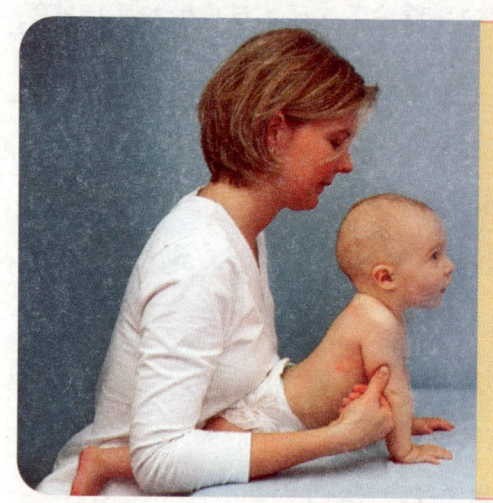

图78 把宝宝的髋骨部位和蜷起的双腿放在桌面上。您用大拇指支撑宝宝的手肘,可以帮助他把手肘伸直。

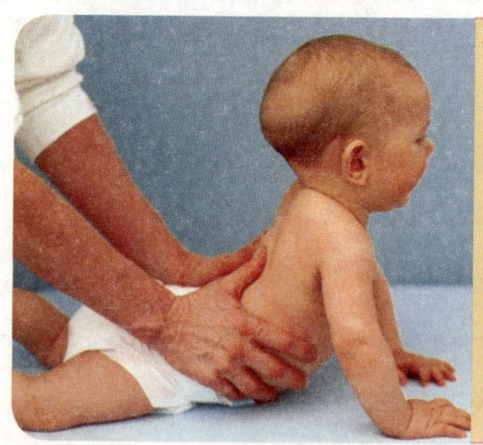

图79 向前的手推车式练习。通过双手给宝宝身体后部的压力,能够促使他伸直双肘,加强双臂的支撑力量。

 给宝宝背部施加压力(如图79)

用双手环绕宝宝的身体,把拇指放在宝宝脊柱两侧。宝宝伸直手臂撑地,您再用双手按住宝宝的背部向前推。您也可以把两拇指渐渐向上移动，一直移到宝宝的肩部。您用的力气越大，宝宝也就需要用更大的力量来支撑自己的身体。通过这种练习可以锻炼宝宝手臂的承重能力。

用手臂负担宝宝身体的重量（如图80）

用您的手臂支撑宝宝，然后再用另一侧手臂把宝宝的腹部从桌面上托起，让宝宝身体的重量落在您的手臂上。宝宝在做这个姿势时，身体的各个部位都得到了伸展。这就是说，在这个练习中，宝宝抬着头，双手在地面上起支撑作用，背部和双腿都得到了伸展。

给父母的小建议

> 这个练习是帮助宝宝学习站立的非常好的练习。在这个练习中，宝宝的腿部和脚不用负重，但却锻炼了他全身的肌肉，这些肌肉都是宝宝迟些学习站立时所必须用到的。
>
> 注意宝宝的双手是否全部伸展开以及他的双手和小臂是否在一条直线上。

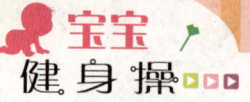

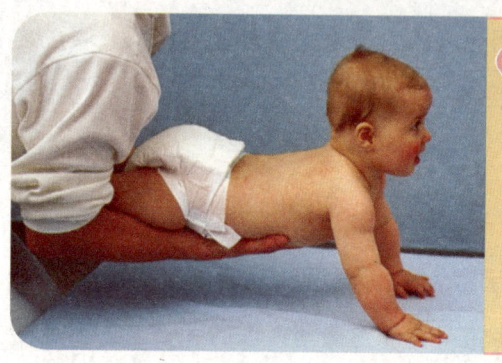

图80 向前的手推车式练习。宝宝在这个练习中锻炼了全身的肌肉，这些肌肉都是他迟些学习站立时所必须用到的。

伸直手肘练习手指张开

宝宝在这个练习中是坐在您的双腿上的，背部倚在您的上半身。

用一只手抱住宝宝的上身，另一只手握住宝宝的手肘，让他的手臂越过他自己的头部尽量向上伸展，直到宝宝的手能碰到您的下巴为止。您一定要注意，在做这个练习的时候，宝宝的手心和大拇指都是朝向您的脸颊的。您最好用大拇指和食指握住宝宝的小臂，然后帮助他用手抚摸您的下巴和脸颊。宝宝的手指要伸开，拇指向上方蜷起且微微向外（如图81）。您可以用食指轻压他的手背，帮助他伸直手指。

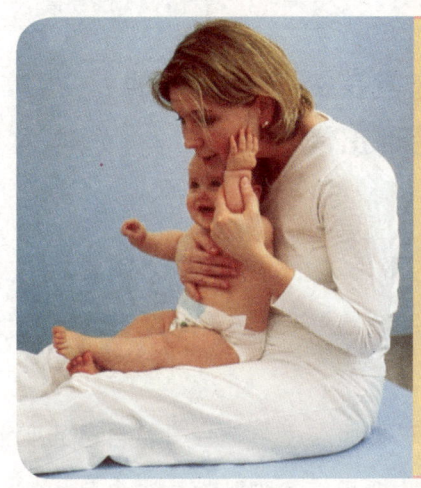

💬 图81　用手握住宝宝的手臂向上伸，注意要让他的手指展开。

给父母的小建议

通过这个练习，宝宝能在游戏中学会展开自己的手指。但是要特别注意宝宝蜷起的大拇指，因为迟些时候他需要蜷起大拇指来拿笔写字。

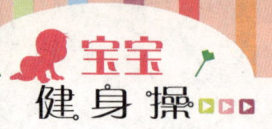

如何确定宝宝在6～7个月时的仰卧姿势是否正常

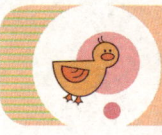

注意观察图82中宝宝的眼睛、手、嘴和脚之间的协调性（在本书第39页"仰卧姿势"这部分内容对此有详细介绍）。

这个时期的宝宝可以把双脚握在手中，会看着自己的双手和双脚并摆弄它们，还喜欢把手指和脚趾都放进自己的嘴里。这个年龄的小宝宝应该都可以做到这一点，而且在这么做的时候脖子和后背不会离开桌面。

宝宝的头位于两肩中间并且可以从桌面上抬起。

宝宝的双手在身体前玩耍，能抓住任何可以拿到的东西，并且会把东西塞到自己的嘴里。

宝宝的手臂可以从身体上方伸到身体的另一侧。

宝宝的双腿可以向上蜷得非常厉害，大腿蜷起，膝盖向外侧翻转。

宝宝的双脚可以在身体上方互相触碰，他能够抓住自己的脚后跟，并且能把脚后跟拉向自己身体的中间部位。

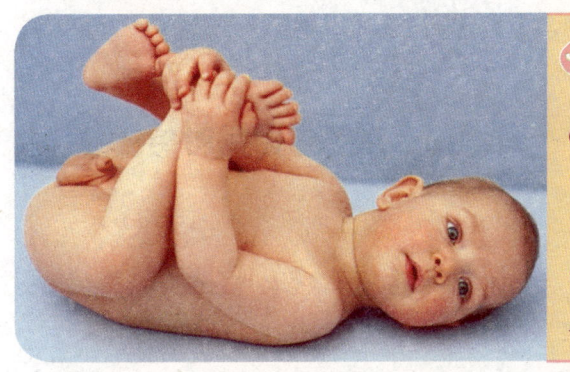

图82 宝宝在6~7个月时的正常仰卧姿势。注意观察宝宝的眼睛、手、嘴和脚之间的协调性。

　　从6个月开始，宝宝会试着从仰卧姿势翻转到俯卧姿势。大多数情况下，宝宝会先是向一侧翻转。从7个月开始，宝宝已经能很好地向两侧翻转了。

　　从翻转身体开始，宝宝第一次发现了自己身体的运动。这个时候他会非常喜欢转身，不停地转身，不再喜欢总处于仰卧着的状态。

　　从这时开始，宝宝的身体到了一个新的发育阶段。此时推荐您在地板上放一个毯子或者垫子之类的东西，让他可以在毯子上有足够的活动空间。当宝宝躺在地上玩耍的时候，也一定要给他一些玩具。

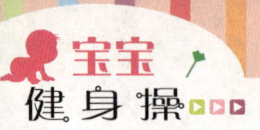

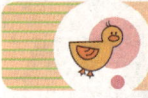 6~7个月大的宝宝正常俯卧时的健身操

 身体弯曲练习

通过这个练习，可以锻炼宝宝抬起头部，并且能够很好地用手拉住自己的脚丫，从而使胸部和脊柱都得到很好的锻炼。

下面就是身体弯曲练习的详细步骤：

让宝宝以仰卧的姿势躺在您面前的桌子上。把他的小臂拿到他自己的小腿上，让手肘和膝部相碰；用自己的手抱住脚丫，两个脚后跟互相靠近，在练习中应该能够相互触碰到。

用手把宝宝的小臂和小腿握在一起，向您身体的方向拉。把宝宝的双腿蜷缩着放在他自己的身体上。

宝宝的头部会从桌面上抬起，把腿拉向自己。要尽可能地让宝宝的头部抬高，直到它的下巴能碰到自己的胸部为止。宝宝能感受到自己手臂的放松，但是这个时候绝对不能让他坐起来，因为只有在半躺的状态时，他的肌肉才能得到锻炼。

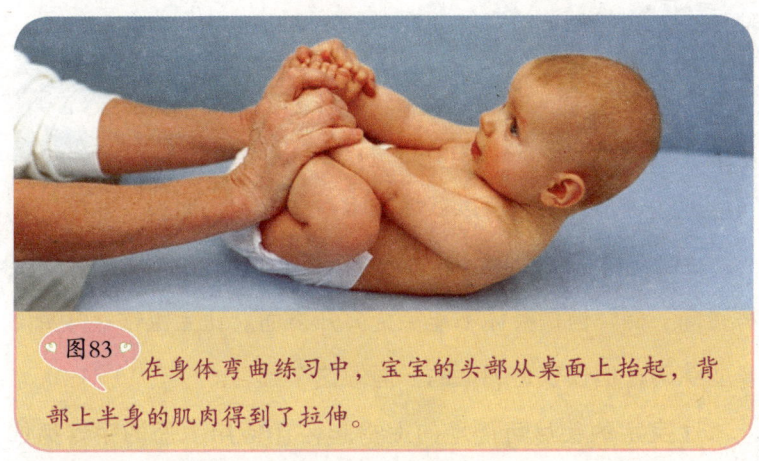

图83 在身体弯曲练习中,宝宝的头部从桌面上抬起,背部上半身的肌肉得到了拉伸。

在这个练习中,不仅仅宝宝的头部得到了锻炼,还锻炼了身体上的很多肌肉群。手臂和腿部的肌肉得到了锻炼的同时,也锻炼到了背部和腹部的肌肉,尤其使腹部肌肉得到了非常有效的锻炼(如图83)。

小贴士

如果宝宝在这个练习中头部仰向后方,那么请您务必带宝宝就医。

在身体弯曲练习中锻炼的机能,医生称之为"弯曲机能",身体的弯曲会伴随我们一生。您自己可以体会到这一点:您可以躺在床上,尝试坐起来,而不是用手臂支撑在床上。就自然而然地会把手臂伸向前方,腿部会从床上蜷起,颈

宝宝健身操

部伸直，胸部和背部脊柱会弯曲。

由背部向腹部翻转练习

通过这个练习您可以锻炼宝宝身体一侧的肌肉：

宝宝的姿势和前面练习中的姿势相同。把他从仰卧的姿势转向一侧，但是身体不能完全离开桌面。让宝宝依然做身体弯曲练习，但仅仅是朝上的一面做这个练习。

让宝宝的头尽可能地向上抬起，让他用上面的手臂抓住上方的腿，弯曲上半侧的身体（如图84和图85），从而使下半侧的身体得到拉伸。

让宝宝保持这个姿势几分钟，这样他就能够自己体会到这个姿势，而且身上的肌肉也能得到锻炼。宝宝会有足够的时间，把头部调整到身体正中。德国人常说，"头总能找到自己该在的位置"，就是这个道理。

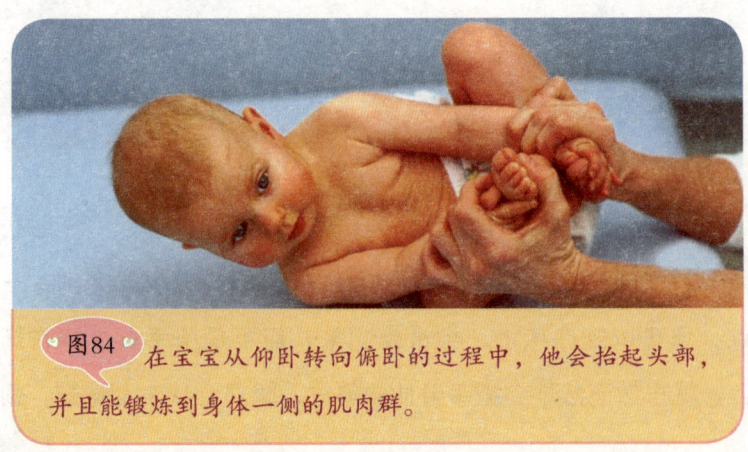

图84 在宝宝从仰卧转向俯卧的过程中，他会抬起头部，并且能锻炼到身体一侧的肌肉群。

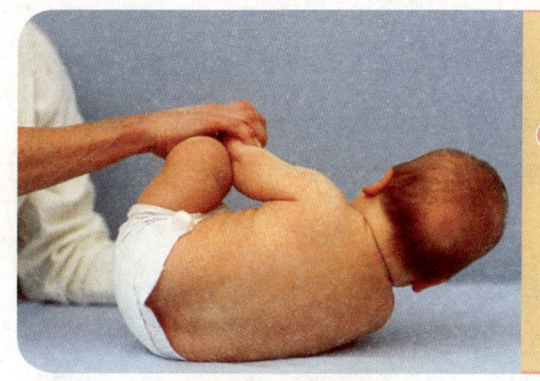

图85 从后面观察宝宝由仰卧转向俯卧的姿势。

给父母的小建议

这个过程是每个宝宝都必须经历的,只有经过这个阶段,宝宝才能依靠自己的力量从仰卧姿势翻转为俯卧姿势。

在从仰卧翻转到俯卧的过程中,宝宝有一小会儿是侧卧着的。他会用下半侧身体来支撑,头部就向一侧抬起。他会有意识地把在身体上方的手臂越过头部拿到身体的另一侧做支撑,会把上方的腿弯曲,下方的腿伸直,两条腿就像走路时一样运动。

 侧躺练习

在侧躺练习中,宝宝身体的下面当做支撑的一面,而身体的上面则是运动的一侧。身体的上面蜷曲,下面则伸展。头部就向上方抬起。身体下面的肩膀起到支撑作用,而上面的手臂则伸向前方。

让宝宝侧卧在您的面前,在他眼前放一个玩具。把宝宝下面的手臂伸向身体的前方,令上面的手肘弯曲。再慢慢地向前方推宝宝的上半侧身体,令宝宝的脊柱保持竖直,身体下面的腿也伸直。

用玩具来吸引宝宝的注意,宝宝会想把身体上方的手臂伸向玩具。此时宝宝身体上方的腿会蜷起,下方的腿伸直,然后会用力地把头从桌面上抬起。这种姿势锻炼了宝宝背部、腹部、手臂和腿部的肌肉群。

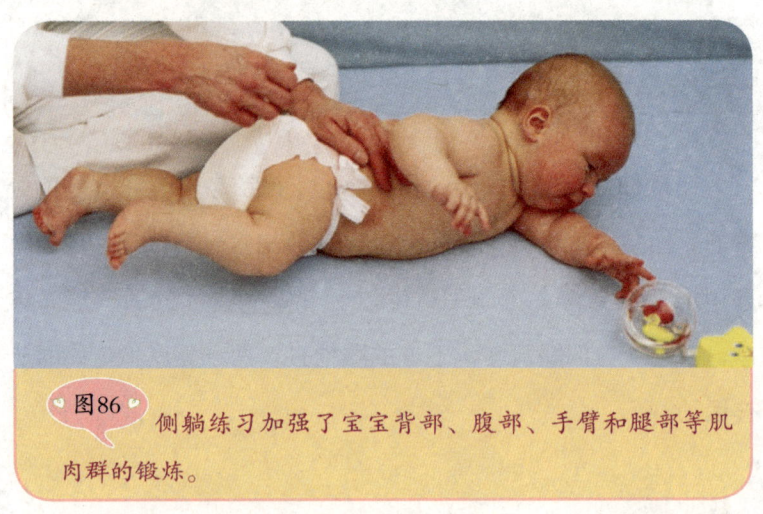

图86 侧躺练习加强了宝宝背部、腹部、手臂和腿部等肌肉群的锻炼。

在母亲大腿上的游戏

 手、脚、嘴之间的互动

把宝宝放在您的大腿上,头部和背部都要处于您的大腿上,然后抓住他的小腿,接着把他的大腿向两侧分开,弯曲他的膝盖,这样他的脚后跟就可以抬到身体上方,从而为了让他能够用手抓住自己双脚创造了条件。

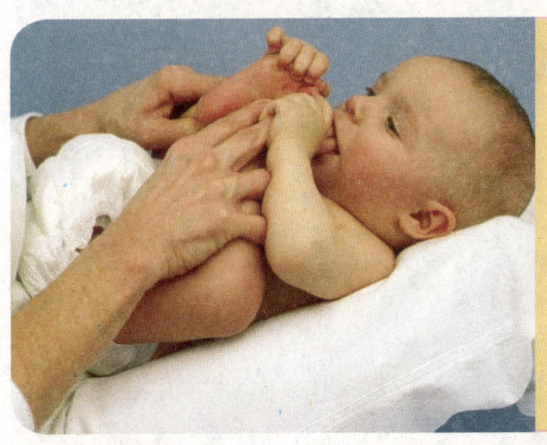

图87 宝宝在母亲大腿上时,手、脚和嘴之间的互动。宝宝能够自己抓住自己的双脚,并且能把脚放到嘴里。

把宝宝的脚后跟相对,然后把他的脚放到他的面前。

宝宝会抓住自己的双脚,并且把脚放进嘴里。通过这种方式,他会开始学着认识自己的脚,且一点一点地认识自己身

宝宝健身操

体的各个部位。

手、脚掌、脸颊的游戏

当宝宝可以自由地移动臀部时，您就可以把他双脚的脚后跟尽可能地向高处抬起，让他的脚能够碰到他自己的脸。把您的大拇指放在宝宝的脚踝处，食指则放在脚后跟外侧（如图88）。

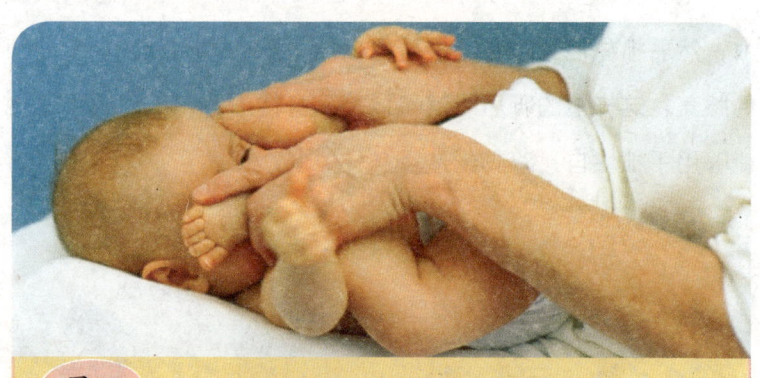

图88 手、脚掌、脸颊的游戏。这个练习只能在宝宝不是特别抵触的时候做。如果宝宝不愿意做这个练习，那还是不要勉强为好。

小贴士

这个练习只能在宝宝不抵触并且感到有乐趣的时候做，如果宝宝反抗就不要再做了。

在母亲大腿上的身体弯曲练习

宝宝腿部的姿势与手、脚和嘴之间的互动中的姿势是一样的,两脚脚后跟相碰。母亲用一只手把宝宝的手放在他自己的脚上,把手和脚都拉到宝宝的嘴边。用另一只手托住宝宝的后脑,微微向上抬起,直到他的下巴可以碰到胸部为止(如图89)。

这个练习在第122页"身体弯曲练习"中也介绍过。

有的宝宝也可以自己做这样的练习(如图90~图92):当您把宝宝的双腿向下拉向自己的时候(如图91),他的头和脖子会从您的双腿上抬起,直到他的下巴和胸部相触。此时您的大腿要支撑宝宝的背部。

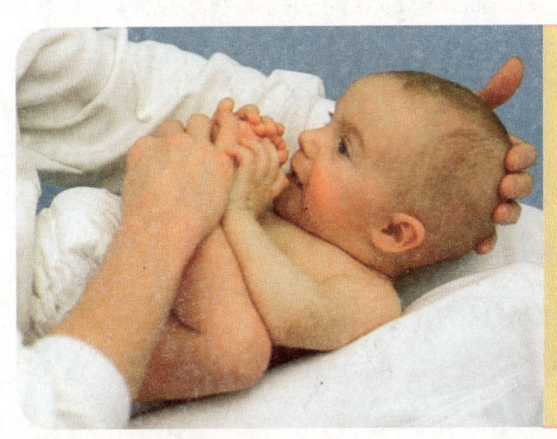

图89 从母亲的角度观察宝宝在自己大腿上的身体弯曲练习。

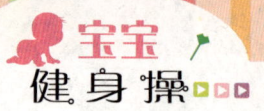

宝宝健身操

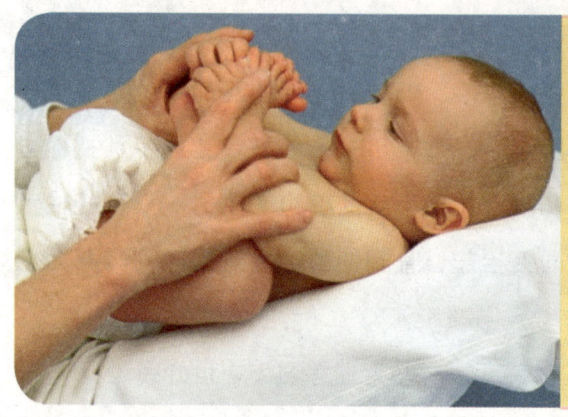

图90　宝宝在母亲大腿上的身体弯曲练习，注意宝宝腿的姿势。

您可以和宝宝一同做这个练习，身体向后方微微倾斜。当您保持这种姿势时，您的腹部肌肉也可以得到锻炼（如图92）。

请您保持这个姿势几分钟，这样宝宝在练习的过程中就能够锻炼自己的肌肉，而且背部也能得到足够的拉伸。

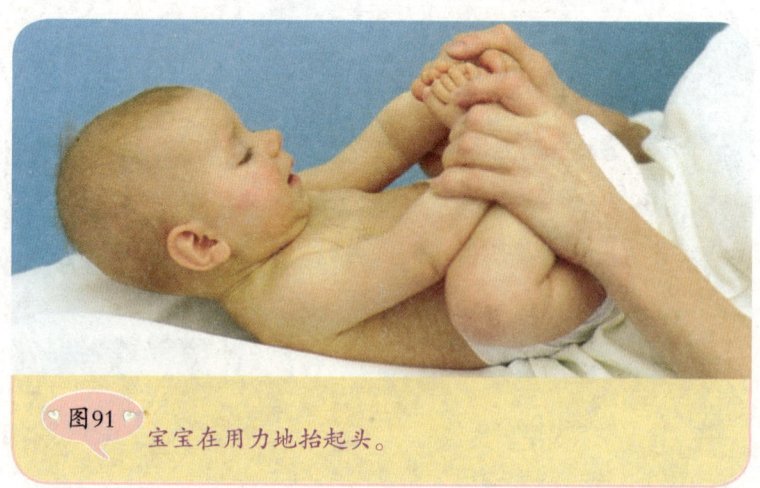

图91　宝宝在用力地抬起头。

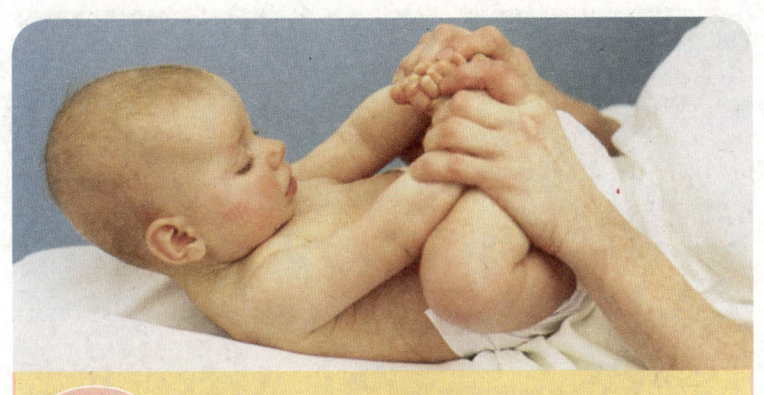

图92 宝宝终于可以把头高高抬起了。宝宝和母亲都能感觉到宝宝的腹部肌肉在用力。

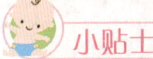 **小贴士**

在这个练习中,宝宝的头部必须保持在身体的中线上。如果他的头总是向后仰,那么请您把这种情况告诉医生。

如果宝宝在这个练习中,所有的力量都落在背部,臀部没有起到一点支撑作用的话,您也需要告诉医生。

宝宝健身操

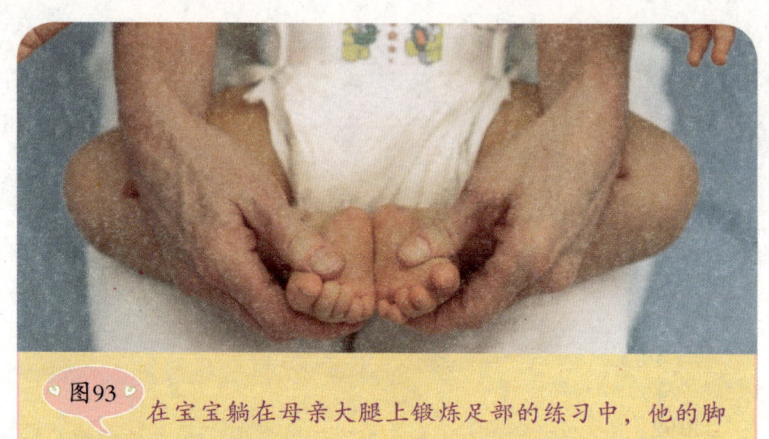

图93 在宝宝躺在母亲大腿上锻炼足部的练习中,他的脚踝、脚掌外侧和小脚趾相碰,您可以看到他的脚心。

躺在母亲大腿上时特殊的足部练习

在做下面几个针对宝宝足部练习的过程中,要根据宝宝的年龄来调整腿的姿势。首先是把宝宝的大腿和双膝弯曲,两大腿向外分开。通过这个练习可使宝宝的脚部得到锻炼,这对于他之后练习站立是非常有帮助的,因为脚是宝宝站立必不可少的"工具"。练习中,宝宝的脚踝、脚掌外侧和脚趾都得到了锻炼。

● 让宝宝坐在您的大腿上,背部依靠在您的身上,大腿蜷起,练习时要尽量把他的大腿向两侧分开,两脚后跟相碰。将您的小臂放在宝宝的膝盖外侧,通过这种压力可以使他的膝盖保持蜷曲的状态。用您的双手握住宝宝的双脚脚踝,且把他的脚拉到一起,让他的双脚外侧相触。您可以不停地抚摸宝宝的脚心和脚趾，直到他的脚趾伸平，能看到他的脚后跟为止。轻轻向外侧按压宝宝的大脚趾，且使他的脚踝和脚外侧依然贴在一起（如图93）。

给父母的小建议

下面的练习可以锻炼宝宝脚部关节的灵活性，这对迟些时候锻炼宝宝足部的平衡能力是非常有帮助的。

○ 您用前面练习的姿势抱着宝宝。

把宝宝的脚趾捋开，直到能看到他的脚后跟为止。再把宝宝两脚的前侧分开，只让他的脚后跟能碰到一起。

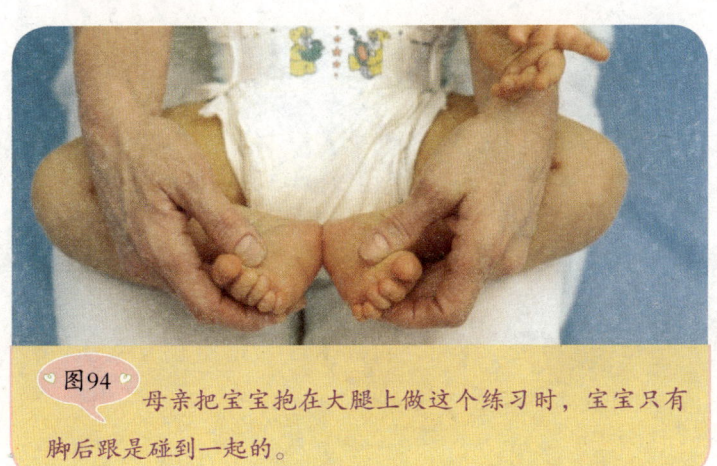

图94　母亲把宝宝抱在大腿上做这个练习时，宝宝只有脚后跟是碰到一起的。

 在母亲大腿上的脖子伸展练习

宝宝在这个练习中尝试把下巴贴在自己的胸部，这样宝

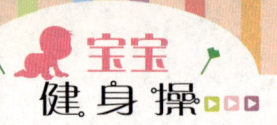

宝宝健身操

宝的颈部后侧肌肉就能得到拉伸。可以这么说，在这个练习中，宝宝可以学会怎样控制头部长时间保持一个姿势。除此之外，由于宝宝的双腿并拢在一起，双腿向上蜷起，背部肌肉弯曲，使得他的整个身体都得到了拉伸。

让宝宝坐在您的大腿上，背部依靠在您的身上。

把宝宝的大腿和膝盖向上弯曲，并且尽可能地把他的两腿分开，让其两脚脚后跟相碰。把宝宝的双手放在他自己的双脚上，让他的小臂可以接触到自己的小腿，手肘和膝盖可以相互碰到，并且能用手牢牢地握住双脚。您则用手指环住宝宝的双脚，然后把他的双腿尽量分开，但是脚踝还是要在一起，最后再向下轻轻按压他的手臂和小腿。

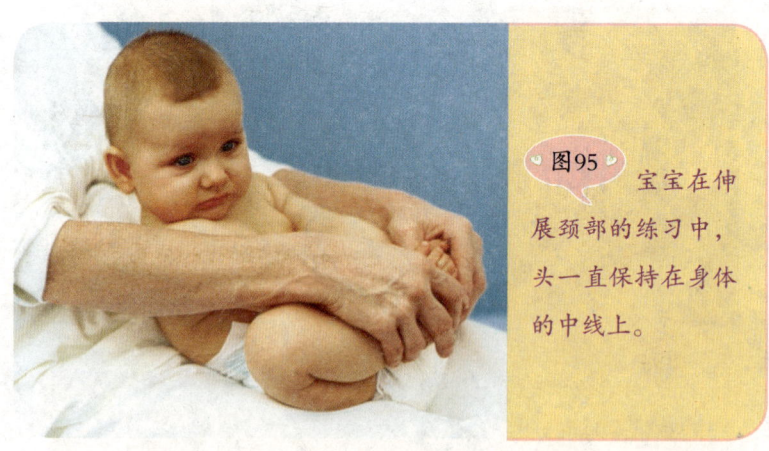

图95　宝宝在伸展颈部的练习中，头一直保持在身体的中线上。

您也可以让自己的身体微微向后仰，这样宝宝的后背就没有支撑了，宝宝在这个时候就必须自己用力使头部保持在身体的中线上。

小贴士

在练习的过程中，宝宝的头部必须保持在身体的中线上。

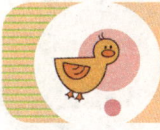 **如何判断9～10个月大的宝宝的俯卧姿势是否正常**

这个时候的宝宝已经能用手和膝盖支撑身体了（本书第36页中"观察9～10个月大的宝宝的肚子"这部分内容对此也有介绍）。但这个时候，宝宝仅仅是用双手和膝盖来支撑身体，他的小腿依然贴在地板上（如图96）。

宝宝的头部可以向左右方向任意转动。

宝宝的肘部可以轻松地伸直，手指能全部展开，手臂能支撑上半身的重量。有的时候宝宝可以抬起一只手臂，只用一只手臂来支撑自己的身体并且保持上半身的平衡。

宝宝的大腿根部和膝部关节都处于弯曲状态。

宝宝的胸部、腹部和大腿能从桌面上抬起。

宝宝的小腿依然贴在地板上，脚背着地。

这时宝宝会用手臂和膝盖的力量前后摇晃，身体的重量平均分配在手臂和膝盖上，通过这种一前一后的摇摆，宝宝开始学习爬行。

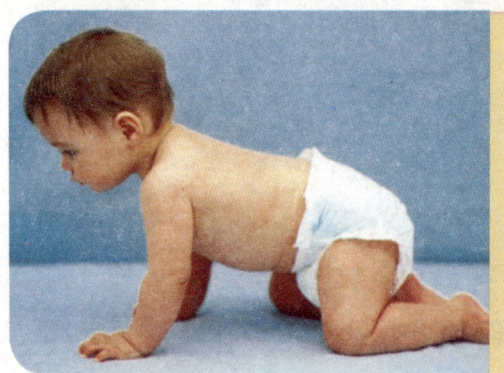

图96　9～10个月的宝宝正常的俯卧姿势。注意观察宝宝是用手臂和膝盖支撑身体的，他的臀部可以从桌面上抬起来了。

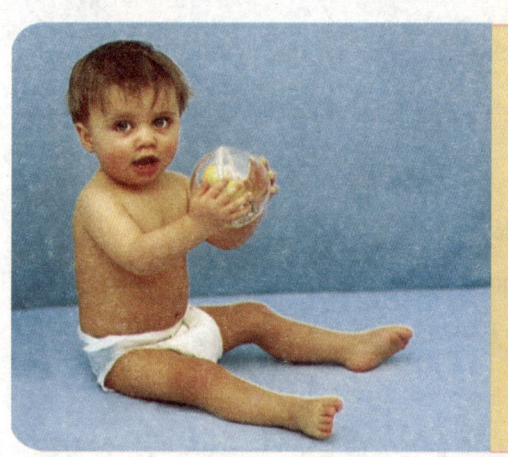

图97　宝宝从爬行中发现自己可以直立坐起。这时宝宝的背部竖直，双臂可以自由活动，已经能够自己坐下了。

从这个时候起，宝宝才开始学会自己坐起来。他首先是四肢着地，然后把身体歪向一侧，形成侧坐的姿势，最后才真正地坐下，也就是直立坐起（如图97）。

坐着的时候，宝宝的臀部负担着身体的重量，他的双腿微蜷，膝盖伸直，背部竖直，手臂可以自由活动。

有的宝宝喜欢把双腿向后蜷曲，臀部放在蜷曲的双腿中间。如果宝宝喜欢以这种方式坐下的话，那么请您一定要注意检查他两侧的臀部是否都贴在了地面上，受力是否一致（如图99）。

把宝宝的大腿尽量向两侧分开，双膝弯曲，两脚后跟相触。这时候注意观察宝宝的双腿，看双膝是否能够贴在地面上。

小贴士

如果宝宝的双膝没法贴在地面上，那么请您咨询医生。

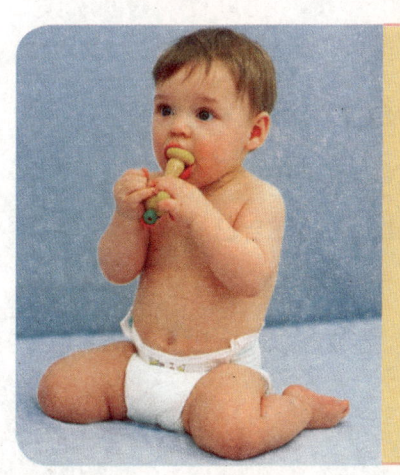

图98　宝宝的双腿向后方蜷起，臀部处于两腿之间。

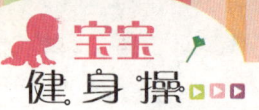

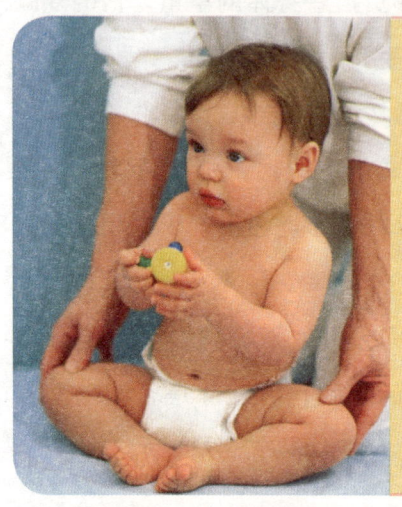

图99 您可以这样检查宝宝两侧的臀部是否发育一致:把宝宝的大腿尽量向两侧分开,双膝弯曲,让他的两脚后跟相触,然后观察他的双膝能否贴在地面上。

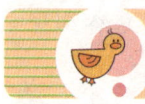

9~10个月大的宝宝正常俯卧时的健身操

秋千式爬行姿势锻炼

这种秋千式爬行的练习为宝宝学习爬奠定了基础。让宝宝以双手双膝着地的姿势趴在您面前的桌子上(如图100)。将他的脚放在桌子边缘,然后让他蹲坐在自己的脚踝上,并用伸直的双臂支撑自己的身体。宝宝的头能保持在身体的中线上,而且能够向任意方向转动。大腿和小腿向后方弯曲,且贴在一起置于腹部之下。

用手扶住宝宝的臀部，把他的臀部向上抬起然后再轻轻向下按，这样他的身体重心会不停地向前向后转换。在您的帮助下宝宝就完成了秋千式的运动。

您可以经常给宝宝做这个练习，一直到他可以自己完成为止。这时秋千式的运动就起到了帮助宝宝爬行的作用。请您一定要注意，练习此动作时宝宝的双腿要紧贴在一起，单侧腿不能歪向一边。

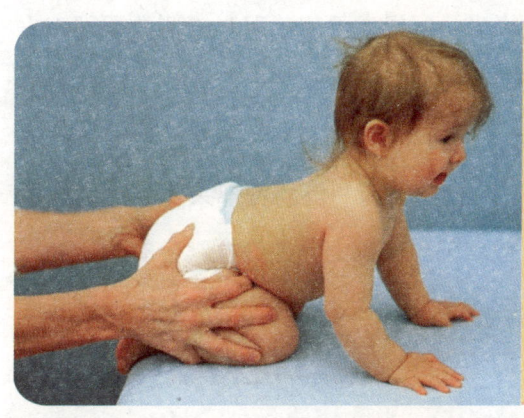

图100 秋千式爬行的基本姿势。

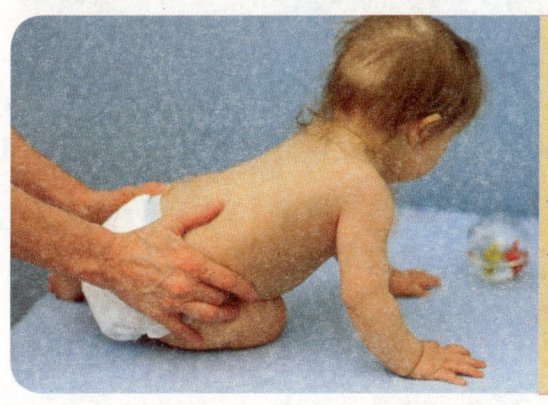

图101 在练习侧边坐的过程中，您要用手扶住宝宝的腰部。而宝宝则用一侧的身体来支撑身体的重量。

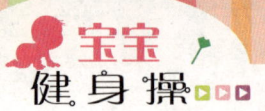

侧边坐

侧边坐的练习能够帮助宝宝直立坐起。把他放在您的面前，姿势和秋千式爬行练习中的姿势相同。让宝宝的臀部坐在自己的脚踝上，两腿置于腹部之下，双脚并拢。

用手扶住宝宝的腰部（如图101），把他的臀部向左向右晃动，这时宝宝的臀部依然贴着自己的双脚，这样宝宝就能学会一会儿用右边的屁股支撑身体重量，一会儿用左边的屁股支撑身体重量。宝宝这样坐的时候需要用手臂和一侧的臀部来支撑身体的重量，从而为正式直立坐起做好了准备。在练习的过程中，您要用手臂扶住宝宝受力一边的身体，给宝宝以必要的支撑（如图102）。宝宝则用一侧的臀部来支撑身体的重量。这样坐的时候，他肩部到臀部之间的脊柱就会有一定的旋转。因此为了能够让宝宝适应脊柱左右两侧的旋转，请您让宝宝左右两边轮流锻炼侧边坐。

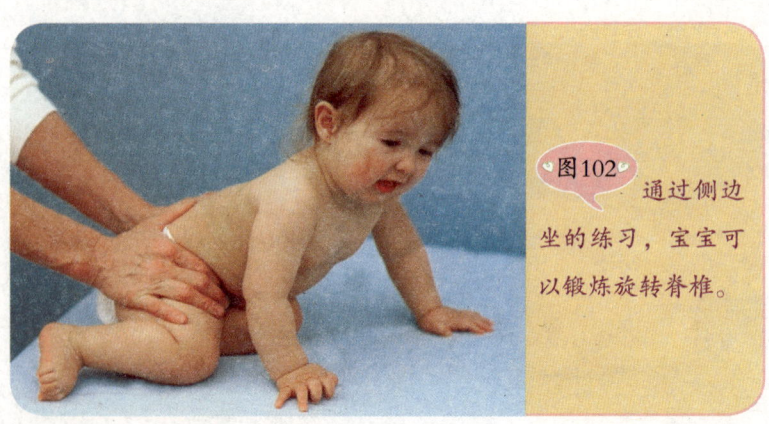

图102 通过侧边坐的练习，宝宝可以锻炼旋转脊椎。

给父母的小建议

通过侧边坐的练习可以锻炼宝宝的灵活性。让宝宝偶尔自己承受侧边坐的压力，那么他就能慢慢学习自己支撑身体的重量，掌握侧边坐。

手推车游戏

手推车游戏是在宝宝身体不承重情况下站立的准备练习。

9~10个月的宝宝很快就能够自己站起来并且学会跑动了。

这个时候要加强锻炼宝宝未来走路时要用到的肌肉，但是锻炼这些肌肉的时候不能让他以垂直的状态进行。要避免让宝宝的足部过早地承担重量，因为他的足部还没发育到能够承担自己全身重量的程度。

请您以跪坐的姿势坐在地板上，如图103中展现的一样，让宝宝俯卧在您的两条大腿上，双手支撑在地面上。然后把宝宝的两条大腿分开，一左一右夹住您的身体。

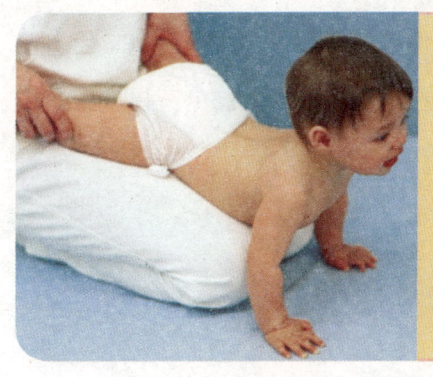

图103 手推车游戏是宝宝学习走路的准备练习，在练习的过程中，宝宝的身体不用承担重量。练习时，宝宝要抬起头部，用伸直的双臂来支撑身体的重量，从而使背部和腿都得到伸展。

宝宝健身操

用双手握住宝宝的大腿，然后把伸展开的双腿向外侧翻转，让他的脚趾朝外。此时宝宝会抬起头部，用伸直的手臂去支撑身体。在练习的过程中，宝宝的脊椎、臀部和腿部都得到了伸展。

> **给父母的小建议**
>
> 您可以通过观察，了解宝宝背后脊椎的延展情况，他的脊椎是从颈后垂直延伸到臀部中央的。通过这个练习，使得宝宝未来站立所需要的全部肌肉都得到了锻炼。

飞行游戏

飞行游戏也是宝宝学习站立的准备练习，只不过是在他的身体呈竖直状态下进行的练习，在练习的过程中，宝宝的身体依然不承担重量。通过这个练习，宝宝锻炼了脊柱的延展性，并且站立时所需的腿部肌肉也得到了锻炼。

首先您站立在镜子之前，把宝宝抱在您的胸前，其背部倚在您的上半身上。把宝宝伸直的双腿拉向身体两侧，用自己的身体支撑他的臀部和腿。在这个练习中，您的身体应该是微微向前倾的（如图104）。

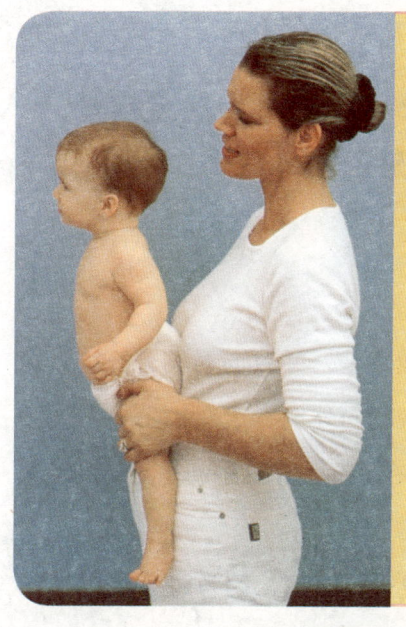

图104 飞行游戏也是宝宝学习站立的准备练习，只不过是在宝宝身体呈竖直状态下进行的练习，他的身体在练习的过程中依然不负重。

在练习中，宝宝要伸展上半身，并且微微向后倾。此时还要注意宝宝脊柱的伸展情况。

给父母的小建议

宝宝通过这个练习可以延展整个身体，而延展身体则是宝宝学习站立所必需的。而且宝宝在练习的过程中，足部没有过早地承担压力。

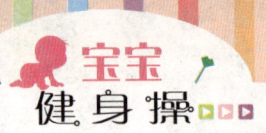

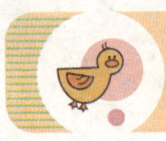 **如何判断12～16个月大的宝宝从蹲姿到站姿是否发育良好**

 蹲立是宝宝学习站立的准备

蹲立时，宝宝的两腿微微弯着，并且向两侧分开，大腿根部关节和膝关节弯曲，双膝朝向外侧，足部和小腿呈90度角，脚后跟、脚心和脚趾都落在地面上，这些都是足部的承重点（如图105）。

宝宝能保持这个姿势玩耍很长时间，因为蹲立是12～16个月大的宝宝常做的姿势，而且这也是宝宝为了日后学习站立的准备姿势。不愿意以蹲立姿势玩耍的宝宝常常是由于腿部缺乏灵活性，而腿部灵活性却是宝宝学习走路和跑步所必需的条件。

 **小贴士**

如果宝宝能够自己蹲下，但却不能长时间蹲立玩耍的话，请您咨询医生。

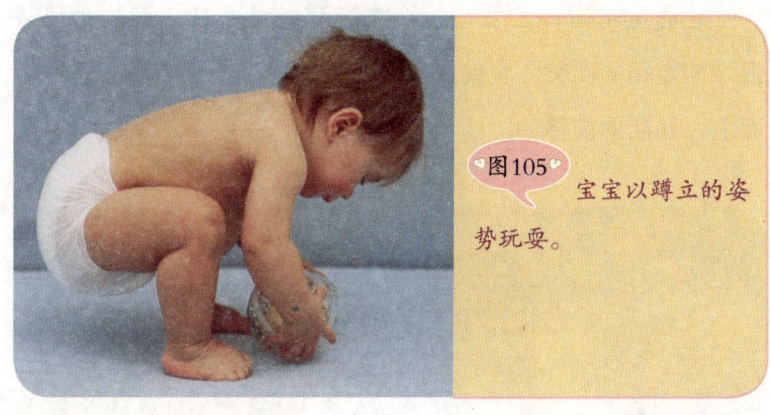

图105 宝宝以蹲立的姿势玩耍。

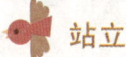 站立

宝宝从会蹲立之后开始慢慢地学习站立,但是他在这时还会时不时地需要用双手去支撑身体。宝宝可以把双膝伸展开,臀部向上抬起,与此同时,还会用双手把东西从地上拿起来,然后抬起头部,直起身体。

手脚并用支撑身体

宝宝从蹲立的姿势到抬起身体说明他能用手和脚来支撑自己的身体了(这一点在本书第36页中"观察9~10个月大的宝宝的肚子"这一部分内容中也有所介绍)。

宝宝在这个时候只会用双手和双脚来支撑身体,可以以熊的姿势走路了(如图106)。

宝宝健身操

这时宝宝可能会发现一个向前移动的方式，而这种姿势很像熊走路的姿势。也就是宝宝把伸直的双手和双脚支撑在地面上，然后向前移动。

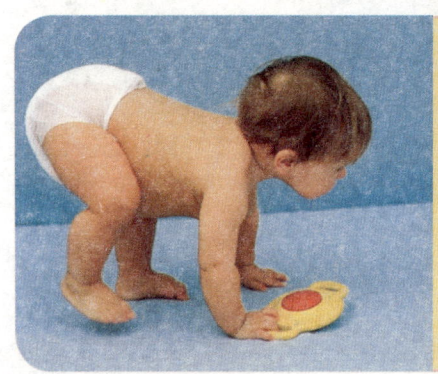

图106　12~16个月大的宝宝在正常的身体发育状况下可以用手脚支撑身体了。

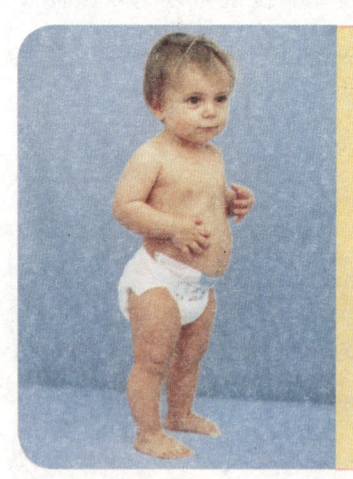

图107　宝宝终于可以自己站起来了。

宝宝终于可以自己站起来了

在蹲立和用手脚支撑身体之后，宝宝终于学会了直起身体,自己走路(如图107)。

您可以看到图中宝宝的典型站立姿势。宝宝的双腿微微分开,双膝和双脚微微转向外侧。

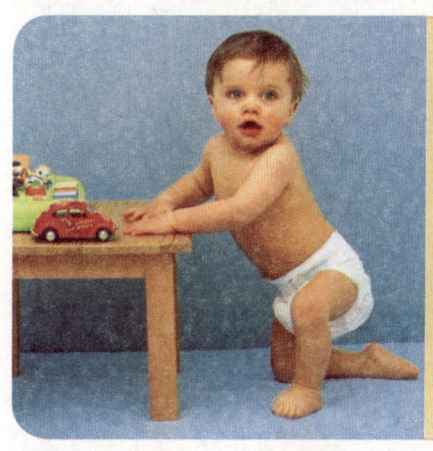

图108　宝宝贴着物体站起来。他把一条腿放在前方,另一条腿放在后面,形成半站的姿势。

 **贴着物体自己站起来**

当宝宝爬向一个物体,比如说一件家具,用手臂把自己支撑起来,一条腿在前面,这样就形成了半站的姿势(如图108)。

小贴士

如果宝宝扶着物体想站立但没有站起来,并且双腿都向后滑的话,那么请您一定要咨询医生。

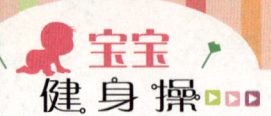

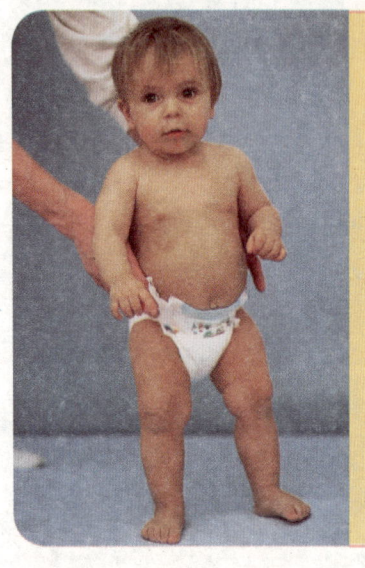

图109 站立时使脚保持平衡的练习。在做向后仰的平衡练习中,宝宝的脚趾和前脚掌微微抬起。

 站立时足部的平衡练习

为了能够长时间站立,宝宝必须学会保持平衡。他是否可以保持平衡可以通过观察足部的情况而得知。

让宝宝两腿分开站在您的面前。您用双手扶住宝宝的臀部,并且把手向后方轻轻用力(如图109),这时观察宝宝身体前方的情况。宝宝的足部会有这样的反应:宝宝会立刻从地面上抬起自己的脚趾和脚掌前部,身体重量会完全落在后脚跟上(如图110)。

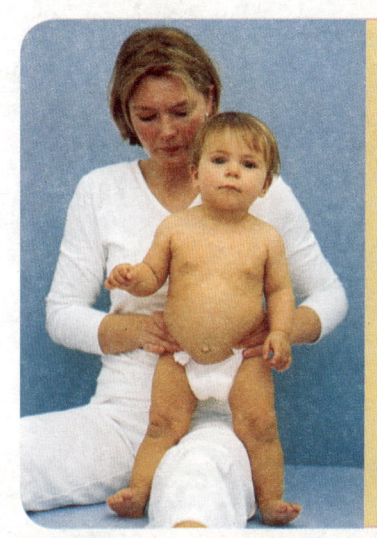

图110 从正面观察宝宝身体向后仰时,足部的反应。

小贴士

如果宝宝依着您的手臂向后方仰的时候,身体不稳定或者左右晃动的话,请您咨询医生。

这种站立时的平衡反应是每个宝宝必须学习的,也是健康的人所必备的。

您也可以观察成人是否也有这种平衡反应。

某成人背对着您站立,两腿分开,双脚于肩同宽。您用手轻轻拉这个人的胯部,这时您会看到这个人的脚趾和前脚掌马上从地面上抬了起来。

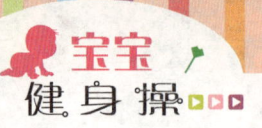

12~16个月时从蹲立到站立阶段的健身操

在脚不负重的情况下的推车式练习——为站做准备

在这个练习中,宝宝锻炼了站立时所需要的所有肌肉群。

宝宝俯卧在您面前的地板上(如图111),您抓住他伸开的双膝,把双膝微微向外侧旋转,将两腿分开,并且向高空抬起,直到宝宝伸直双手支撑地面为止。练习时,宝宝自己会抬起头部,背部和腿部也得到了伸展。

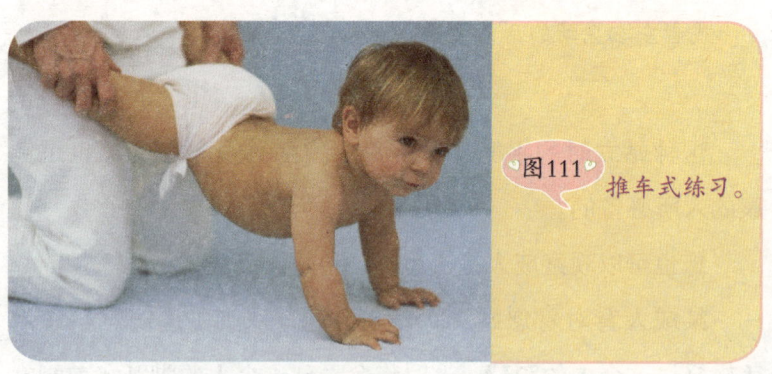

图111 推车式练习。

在练习的时候,宝宝会轮流抬起手臂,并且能一点一点地向前挪动,这就是所谓的"推车式练习"。

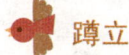 **蹲立**

蹲立时，宝宝不仅可以锻炼膝关节和大腿关节的弯曲，而且也可以锻炼足部的灵活性和身体的平衡能力。

下面的练习可以帮助宝宝练习蹲立：

把宝宝放在您面前的地板上，抓住宝宝的膝部，让他弯曲大腿关节和膝关节，把他的两腿尽可能地分开，让他的膝关节靠近其上身。然后用您自己的身体向前推宝宝，直到宝宝用双手撑在地上为止。

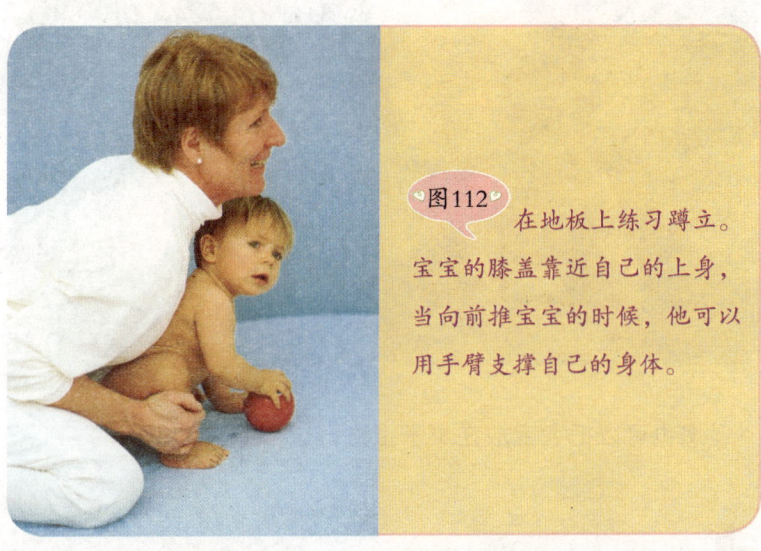

图112 在地板上练习蹲立。宝宝的膝盖靠近自己的上身，当向前推宝宝的时候，他可以用手臂支撑自己的身体。

因为宝宝的两腿被尽可能地向外侧分开，所以他就有弯曲身体的可能性，这样宝宝就能蹲着玩耍了。

您也可以以腿部向后弯曲的方式坐在地板上，这样宝宝

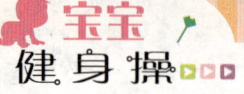

可以靠着您的身体坐在您的两腿之间。

用您的上身尽可能地把宝宝的身体向前推,直到他用双手支撑地面为止。让宝宝的膝关节位于脚踝之前。要注意他的脚背和小腿应呈垂直状态,脚不要向内侧或者向外侧旋转（如图113）。

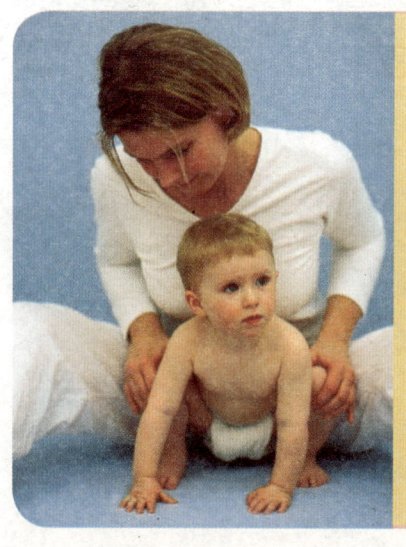

图113 宝宝在地板上的蹲立练习。宝宝的手臂在身体前起支撑作用,膝盖位于脚踝之前。

您也可以把宝宝放在桌子上进行这个练习。

 蹲立时单侧脚的平衡练习

第148页中介绍的"站立时足部的平衡练习",在蹲立的时候也同样重要。

在做蹲立练习时,帮助宝宝旋转脚踝可以锻炼他足部的灵活性。这样的话宝宝不仅在蹲立的时候能有安全感，而且以后也能毫无恐惧地站立起来。

让宝宝仍以前面练习中的蹲立姿势蹲在您面前。用您的上身向前轻轻地推宝宝，直到他把双手放在地面上支撑自己为止。用一只手握住宝宝的大腿和小腿，同时要注意，他的脚踝要位于膝关节后方。然后用另一只手抬起他这侧的脚掌，这样宝宝的重量就落在了脚后跟上（如图114）。

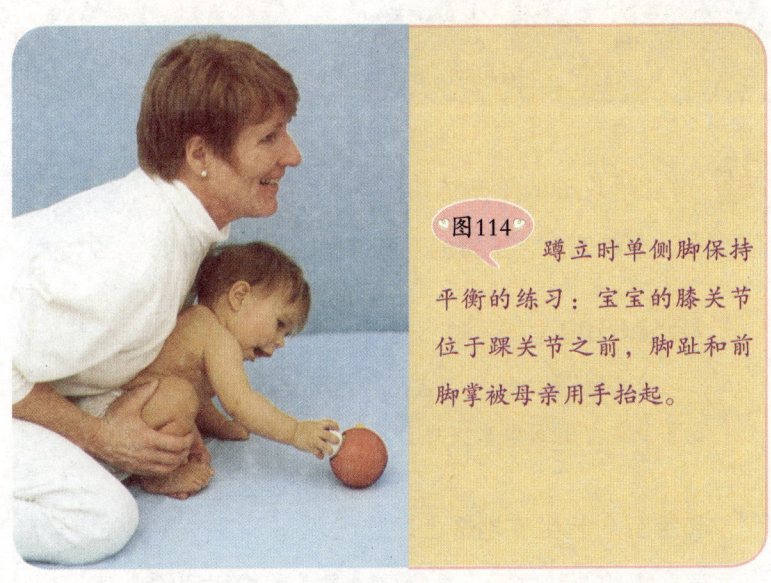

图114　蹲立时单侧脚保持平衡的练习：宝宝的膝关节位于踝关节之前，脚趾和前脚掌被母亲用手抬起。

特别要注意，宝宝的脚要朝向前方，不要歪向外侧或者内侧；膝关节要位于踝关节之前；大脚趾抬起的高度要比小脚趾抬起的高。要注意应给宝宝的双脚轮流做这个练习。

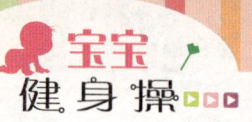

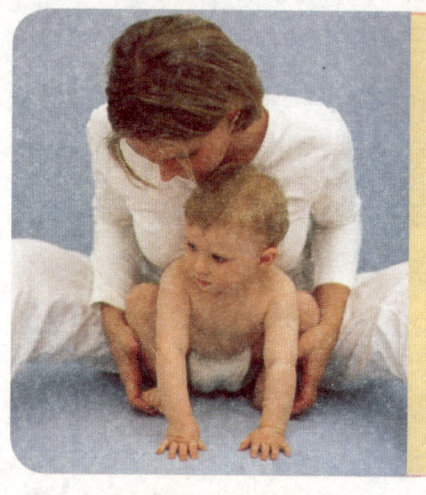

图115 蹲立时双脚保持平衡练习。注意练习中宝宝的双臂要在身体前起支撑作用，膝关节同样位于踝关节之前。

 蹲立时双脚的平衡练习

在这个练习中，宝宝的双脚都同时得到了锻炼。

给父母的小建议

这个练习加强了宝宝足部的灵活性。除此之外，他也锻炼了宝宝用双手来支撑自己的躯干。

和宝宝一起坐在地板上，您把双腿尽量打开、伸直，让宝宝就在您的两腿之间。用您的上身向前推宝宝的上身，直到他把双手放在地上支撑自己的身体为止。用您的双手把宝宝左右脚的脚趾和前脚掌同时抬起，只让宝宝的脚后跟着地。要注意宝宝的膝关节依然要在踝关节的前方（如图116）。

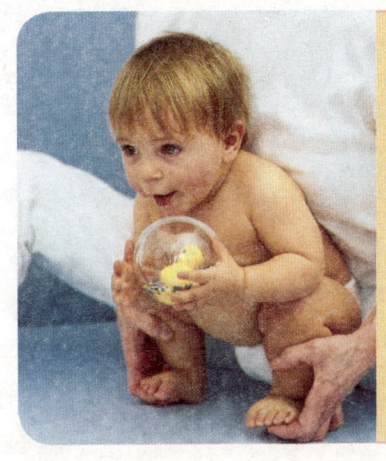

图116 从侧面观察宝宝蹲立时双脚保持平衡的练习姿势。

 坐着时特殊的脚部练习

 给父母的小建议

您可以旋转宝宝的双脚，这样有利于他足弓的发育，并且有预防扁平足的功效。如果您的宝宝做这个练习时有困难的话，那么请您经常重复给他做这个练习。

您和宝宝同时坐在地上，让他在您的前面。把宝宝的双腿尽可能地分开，让他的膝盖尽可能触到地面，双脚相对。

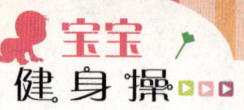
宝宝健身操

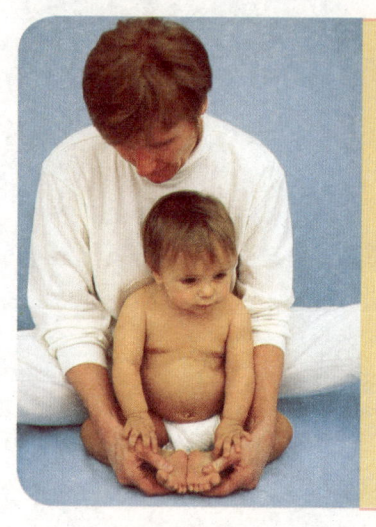

图117 坐着时特殊的脚部练习。注意观察宝宝的脚踝和大脚趾。脚后跟和脚掌外侧要能相互接触。

让宝宝的脚踝、脚掌外侧和小脚趾相对贴在一起。用您的大拇指压住宝宝的脚心,用食指和中指按照从小脚趾到大脚趾的方向抚摸宝宝的脚背。这时您能够从上方看到他的脚后跟(如图117)。

现在用您的大拇指抓住宝宝的大脚趾。要注意,练习中宝宝的两脚外侧边缘一直是贴在一起的。

在接下来的练习中,您可以转动宝宝的脚踝,这样可以增加他足部的灵活性,足部的灵活性是宝宝学习站立时所必需的。这个练习和前面做过的练习一样,要用手指把宝宝的前脚掌轻轻抬起,令他的脚尖朝上,您的大拇指则放在宝宝的大脚趾之上。

现在把宝宝的前脚掌分开，只让他的脚后跟贴在一起（如图118）。

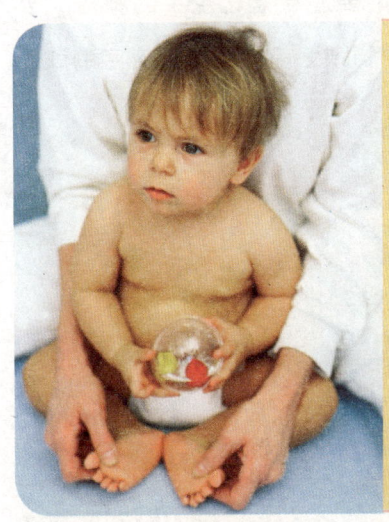

图118 在这个练习中只有宝宝的脚后跟是互相接触的。

平衡能力练习

蹲立时单侧脚的平衡练习

您和宝宝可以在地上完成这个练习。让他坐在您的大腿上，把他的双腿分开，他的双腿不用像之前的练习一样尽量分开，但是也不能靠在一起。

让宝宝坐在您的大腿上，弯曲大腿根部关节和膝关节。现

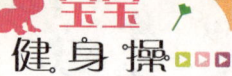

在您前倾身体，抵住宝宝的背部，用身体把他尽量往前推，直到他把双手放在您的双腿上支撑自己的身体为止（如图119）。

在做这个练习之前，您一定要注意需让宝宝的膝盖充公弯曲，这样才能让他的膝盖位于脚踝之前。此外，宝宝的膝部要朝向外侧。

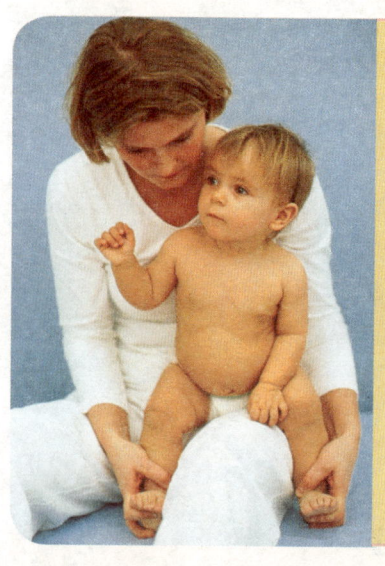

图119　宝宝在母亲腿上练习两脚的平衡能力，注意他的脚后跟还要在地面上。

给父母的小建议

这个练习是在母亲的腿上进行的，它对于锻炼宝宝足部的灵活性有极大的帮助，而且也能更好地锻炼他双脚的平衡性。

这时，您要用手指把宝宝的脚趾和前脚掌尽可能地向高处抬起，但是脚后跟不能离开地面。注意大脚趾的高度要比小脚趾的高。除此之外，脚不能偏向内侧或者外侧，且向上抬起时要垂直。您最好帮助宝宝多次做这个练习。

 半蹲时单侧脚的平衡练习

这个练习也是在母亲的腿上进行的，宝宝采取半蹲的姿势。

宝宝通过这种大腿根部和膝部的弯曲练习，足部已经开始能承受一些重量了。这个足部的平衡练习是在他的腿部微微负重的情况下进行的。

宝宝以半蹲的姿势坐在您的大腿上，背部依靠在您的身体上，然后您微微向前推宝宝的身体。

您用一只手握住宝宝大腿，并且对他的足部微微施加压力，让宝宝的两边膝盖都尽可能地向前，直到膝盖在脚踝前方为止。

您把另一只手垫在宝宝的前脚掌下。

把宝宝的前脚掌和脚趾尽可能高地抬起，让他的脚后跟承担身体的重量。因为您用手往您身体的方向抬宝宝的脚，所以他的脚趾会自然而然地被抬起，并且大脚趾的高度会高于小脚趾（如图120）。

请您给宝宝的双脚轮流做这个练习。

宝宝健身操

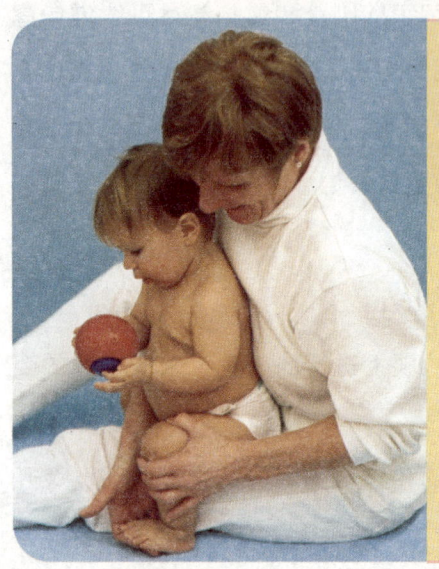

图120　宝宝半蹲在母亲腿上时单侧脚的平衡练习。请您注意他的膝盖要放在脚踝之前。

 站立时单侧脚保持平衡的练习

通过这个练习，宝宝可以学习在站立时保持平衡。在往前推宝宝的时候，他的前脚掌会承担更多的重量。在宝宝往后仰的时候，他的脚后跟会承担更多的重量。

首先练习单侧脚。

您先坐在地板上，让宝宝坐在您的大腿上，背部依靠着您的身体。把宝宝的两腿分开，夹住您的一条大腿。

您把身体向前轻压宝宝的背部，直到肩部位于宝宝的双脚之上为止。这个年龄的宝宝的膝关节和大腿根部关节还不能完全伸直。

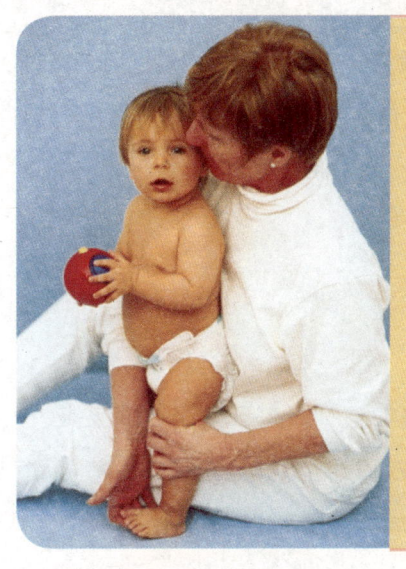

图121 站立时单侧脚保持平衡的练习。要注意,您的肩膀要在宝宝的双脚之上。

用一只手抓住宝宝的膝关节,并且微微向外侧拉,使他的膝关节微微弯曲,这样他的脚部压力就在脚的外侧。

用您的另一只手抬起宝宝的前脚掌,只让宝宝的脚后跟着地(如图121)。

当宝宝的前脚掌从地面上微微抬起时,松开您抓着宝宝膝盖的那只手。要注意,当您拿开手之后,宝宝的大腿根部就不再是微微弯曲的了,而是会慢慢开始伸直,尽管前脚掌依然是离开地面的。

如果宝宝能伸直双腿,抬起前脚掌稳稳地支撑自己地身体的话,那么您就可以用自己的身体微微压在宝宝的身体上前后晃动。

宝宝健身操

您可以多加练习身体向后仰的动作，慢慢的您就会感觉到，宝宝能够自己把前脚掌抬起。做完向后仰的平衡练习之后，紧接着就是身体的前倾练习，您可以用自己的肩膀来支撑宝宝。

您越经常给宝宝做这个练习，他就能越早适应站立时的摇晃。

 两脚的平衡练习

宝宝的姿势和前面练习中的一样，站在您的面前。这个时候宝宝已经能够很好地伸直双腿站立了。

宝宝的双脚还是在您的双肩之下。

用手把宝宝双脚的脚趾和前脚掌抬高，让他的脚后跟承担身体的重量，膝关节和大腿关节伸直，上身微微向前倾（如图122、图123）。从脚开始，宝宝的身体会有以下反应：

★ 大腿根部关节和膝关节伸直。
★ 身体微微前倾，头部朝前。
★ 手臂能随意活动。
★ 整个身体前侧完全伸展。

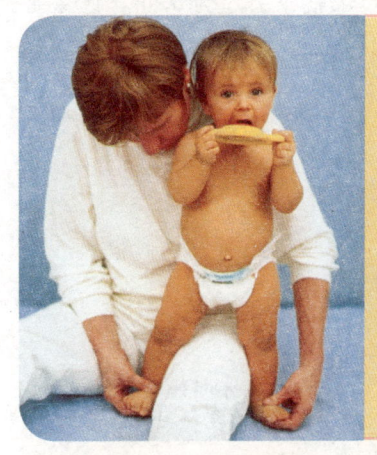

图122 两脚的平衡练习。双脚脚趾和前脚掌从地面上抬起。

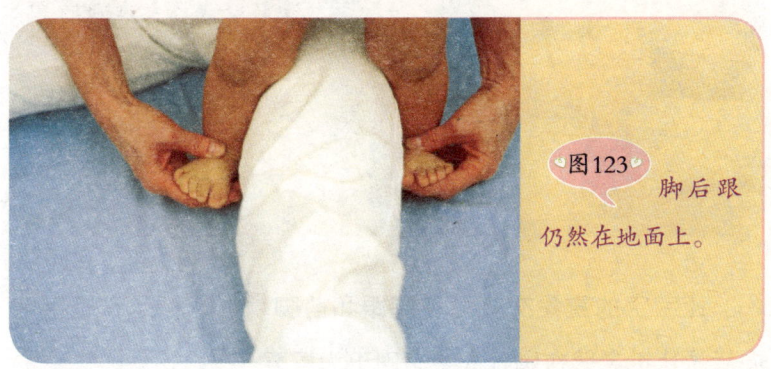

图123 脚后跟仍然在地面上。

 从臀部帮助宝宝做平衡练习

当宝宝能稳稳地站立的时候,您就可以从臀部给他做平衡练习了。

让宝宝两腿分开站在您的一条腿的两边。您用手握住宝宝伸展开的膝盖以上部位,大拇指放在他的臀部。现在用手把宝宝向后拉,直到他的前脚掌和脚趾从地板上抬起为止。用拇

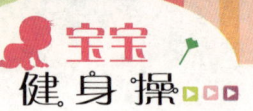

指向前推宝宝的臀部,这样他的臀部就不会过分弯曲。让宝宝的双腿伸直,同时让他的上身和头微微向前倾,手臂向前伸(如图124)。

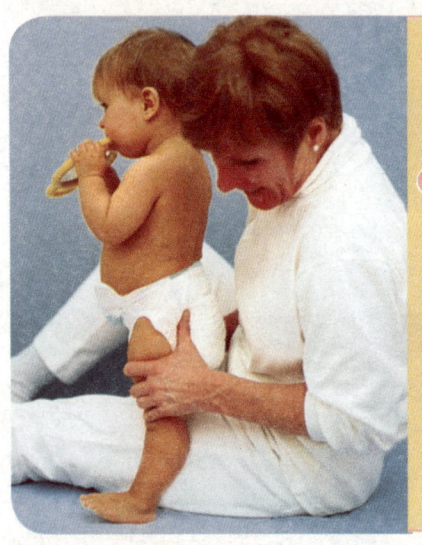

图124 从臀部帮助宝宝做平衡练习。把宝宝的身体往后拉,他就会自己抬起前脚掌和脚趾。

让宝宝的重量交替落在脚跟和前脚掌上,但是,把宝宝向后拉让重量落在脚跟的练习则更为重要。

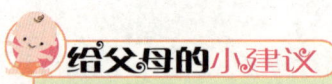

通过这个练习,宝宝能够更好地学会保持平衡。

脊柱活动练习

 给父母的小建议

> 在这个练习中,宝宝的颈部得到了拉伸,同时胸骨弯曲也得到了锻炼。这个练习是宝宝学习翻跟头的准备练习,能够锻炼宝宝脊柱的灵活性。

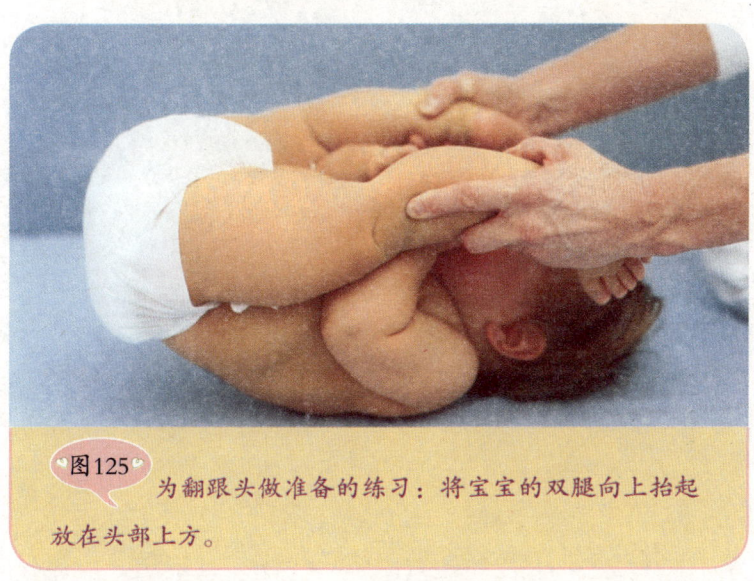

图125 为翻跟头做准备的练习:将宝宝的双腿向上抬起放在头部上方。

 为翻跟斗做准备的练习

让宝宝仰卧在您的面前,您站在他头部后方的位置。

让宝宝伸直双腿,您握住他脚踝上部的位置,然后把他的双腿抬高,让他的双腿尽可能地向后方弯,直到宝宝的脚尖

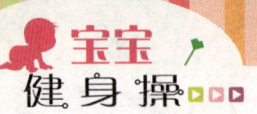

能碰到他的头部为止（如图125）。

您可以观察到宝宝的身体会有如下反应：

宝宝的头部在身体的正中，也就是他的鼻子、下巴、胸骨、肚脐和耻骨形成了一条直线，膝部和双腿都朝向外面。